席雪自然分娩减痛法

席雪 著

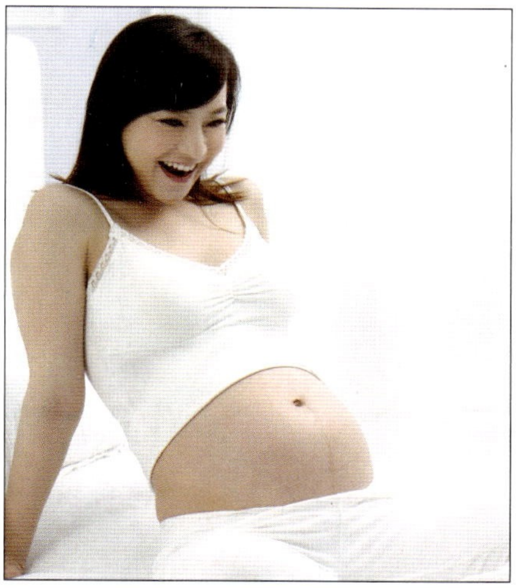

廣東省出版集團
广东科技出版社
·广 州·

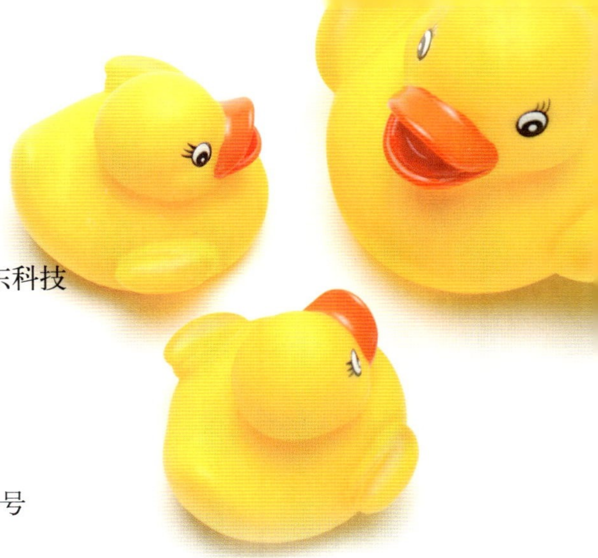

图书在版编目(CIP)数据

席雪自然分娩减痛法／席雪著. —广州：广东科技出版社，2014.7

ISBN 978-7-5359-5875-4

Ⅰ.①席… Ⅱ.①席… Ⅲ.①分娩－基本知识 Ⅳ.①R714.3

中国版本图书馆 CIP 数据核字（2014）第 076410 号

XIXUE ZIRAN FENMIAN JIANTONGFA

席雪自然分娩减痛法

责任编辑：许桦淳

特约编辑：徐艳硕

装帧设计：罗　雷　孙阳阳

美术编辑：吴金周

责任校对：梁小帆

责任印制：罗华之

出版发行：广东科技出版社

（广州市环市东路水荫路11号　邮政编码：510075）

http：//www.gdstp.com.cn

E-mail：gdkjyxb@gdstp.com.cn（营销中心）

E-mail：gdkjzbb@gdstp.com.cn（总编办）

经　　销：广东新华发行集团股份有限公司

印　　刷：北京尚唐印刷包装有限公司

规　　格：787mm×1 092mm　1/16　印张12　字数240千

版　　次：2014年7月第1版

2014年7月第1次印刷

定　　价：39.00元（含光盘）

推荐序

Preface

妈妈的努力，为宝宝的健康保驾护航

十月怀胎，一朝分娩。自然分娩是人类繁衍后代的正常生理过程，也符合“瓜熟蒂落”的自然规律。剖宫产原本是人们为了解决女性无法正常自然分娩的一种手术。近年来因各种思想观念及认识的不足，许多孕妇不愿忍受分娩阵痛的痛苦，选择剖宫产分娩，导致中国的剖宫产率已远远超出世界卫生组织规定的15%安全警戒线。

现代医学已充分表明，自然分娩是有利于宝宝优生的最佳方式，而没有任何医学指征、人为选择的剖宫产，会给众多妈妈、宝宝带来远期的健康隐患。回归自然，尊重生命的自然规律，已成为当今世界妇产科医学的共识。目前，发达国家的剖宫产率已基本稳定在5% ~ 20%。《席雪自然分娩减痛法》是一本为准爸爸、准妈妈们量身定制的、秉持先进理念的通俗读物。

作者席雪老师是一名从事孕产期保健及婴幼儿护理的健康教育使者，在妇幼工作岗位上兢兢业业工作了30余年，积累了大量的临床工作经验。近7年来，她专心从事妇幼健康教育工作，用自己的敬业精神、热情和爱心在讲台上为无数孕产妇送去孕产期保健、快乐分娩、新生儿护理等健康知识。她传授的呼吸减痛分娩法，为许多准妈妈树立了自然分娩的信心，使她们成功顺产。

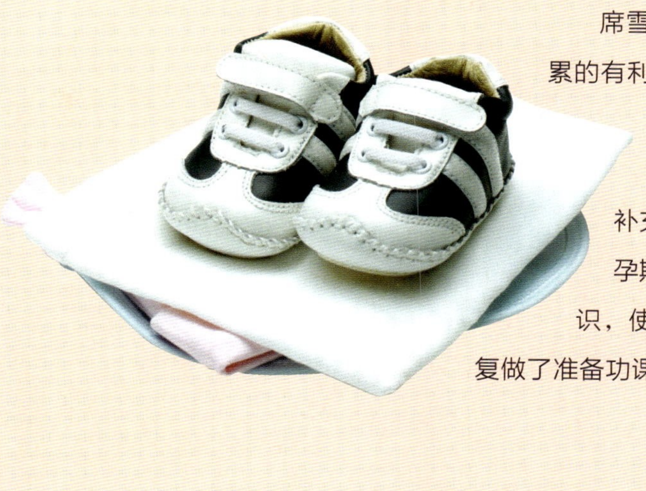

席雪老师将30多年的产科临床实践经验和多年积累的有利于自然分娩的相关知识融会贯通于此书分享给读者。通过阅读不仅能使大家了解分娩的基本原理，还为准妈妈提供不同孕期的营养补充指导、如何建立均衡营养的膳食结构、不同孕期运动指导等一系列有助于自然分娩的相关知识，使准妈妈对分娩不再陌生与恐慌，也为产后恢复做了准备功课。这本书出自母爱的呼唤，我也希望它能触动每一位父亲的心灵。因为，爱不是母亲的专利。妈妈的顺利生产、孩子的健康快乐，是父母们的共同希望。

自然分娩——用最健康的方式，迎接新生命的到来！真诚地希望这本书能让准妈妈、准爸爸们更深入地了解生育科学，也希望这本书可以帮助更多的家庭拥有一段甜蜜的孕育之旅，给更多的家庭带来健康和欢乐。

栾艳秋
北京市东城区妇幼保健院院长

特别提示：书中所涉及的孕妈妈的运动操，均应根据孕妈妈的不同情况适度锻炼，如有不适症状请及时停止运动且就医检查。

前言
Foreword

有备度孕，健康妈咪选择自然分娩

分娩，自古以来都是女人繁衍生命的基本功能，是女人特有的一种生物学本能，因此，它是自然的、健康的生理过程。

自然分娩对一个身体健康、足月妊娠、产检正常的育龄适龄妇女来说应该是瓜熟蒂落、水到渠成，最自然不过的事情，这也是人类繁衍后代的一个正常生理过程。每位妈妈都应该相信自己有能力用最健康的自然方式生下健康聪明的宝宝。

世界卫生组织（WHO）在20世纪80年代就提出了把剖宫产率降到15%以下的目标。目前发达国家的剖宫产率已基本稳定在5%~20%。

但是，近年来我国剖宫产率却呈逐年大幅度升高趋势，更有一些误区扰乱了人们的思维，让很多准妈妈失去了方向：到底是自然分娩还是剖宫产？哪个更好？哪个更安全？一连串的疑问让准妈妈举棋不定、犹豫不决。甚至还有一些准妈妈为自己做剖宫产寻找种种理由，选日期、挑时辰，采取了很多人为干预措施，让还没有完全发育成熟的宝宝提早在手术刀的帮助下离开妈妈的子宫。殊不知，运用选择性剖宫产手术替代自然分娩，必然缩短胎宝宝在母体内真正的孕育成熟时间，这样让孩子提前出生本身就等于是“出生缺陷”，没有任何医学指征、人为选择的剖宫产，会给众多妈妈、宝宝带来远期的健康隐患，这样的做法对妈妈和未来的宝宝又是多么大的伤害啊！

自然分娩对宝宝的好处

要知道，自然分娩宫缩和产道的挤压过程，就如同妈妈对宝宝的拥抱与抚爱；

能让宝宝将呼吸道和肺内的羊水和黏液排挤出来，减少窒息和吸入性肺炎的发生；

能使宝宝肺泡迅速扩张，及时建立自主的呼吸；

能让宝宝在母体产道第一时间获得有益菌，出生后机体抵抗力增强，减少生病机会；

能增强宝宝脑细胞的应急能力，有利于大脑发育；

直接影响到长大后孩子的动作灵敏、协调和注意力集中、情绪稳定等，对宝宝今后运动及性格均有好处。

自然分娩对妈妈的好处

能促使产后妈妈尽快分泌乳汁；

有利于促进母子感情交流；

促进产后妈妈身体快速复原；

产后出血少、并发症少。

但是，还是有不少妈妈对自然分娩中的阵痛产生恐惧，患得患失，缺乏准备，缺少信心，直到临产前，才开始面对分娩方式的种种问题，这样自然准备不足，多了一份担心。

其实，每一个准备做母亲的准妈妈都应相信自己和胎宝宝具备天生的能力，来完成分娩这一神圣的壮举！只要准妈妈从怀孕的第一天起，就去为自然分娩进行下面的准备，相信你一定能成功！

自然分娩需要准备的十件事

准妈妈决定和宝宝一起共同经历，让宝宝通过自己的努力来到这个世界上；

准妈妈提前了解怀孕和分娩的知识；

准妈妈为分娩科学均衡地补充营养；

准妈妈已经走进“孕妈妈课堂”开始了每一课的学习；

准妈妈开始为自然分娩做好了心理和生理准备；

准妈妈坚持进行孕期促分娩的锻炼运动：做各种助娩操、练习分娩球……；

准妈妈掌握了呼吸减痛分娩法；

准妈妈掌握了神经肌肉控制运动；

准妈妈积极加入到减痛呼吸的训练中；

准妈妈还拥有了准爸爸和家人的支持及鼓励！

只要准妈妈从怀孕的第一天就开始做起，临产就不会那么紧张和恐怖；

只要准妈妈从怀孕的第一天就开始做起，待产的心情就能够平和宁静；

只要准妈妈从怀孕的第一天就开始做起，分娩的阵痛就不那么撕心裂肺；

只要准妈妈从怀孕的第一天就开始做起，产程中的呼吸就能够顺畅均匀；

只要准妈妈从怀孕的第一天就开始做起，宝宝的第一声啼哭就能嘹亮动听；

分娩痛是迎接新生命的庄严仪式；分娩痛是上天馈赠给妈妈的特殊礼物。让准妈妈在阵痛中享受做母亲的伟大，在阵痛中体验做母亲的幸福！

自然分娩——用最健康的方式，迎接新生命的到来！

这是多么美好的经历！

这也是妈妈最值得珍藏的永生难忘的回忆！

目录 Contents

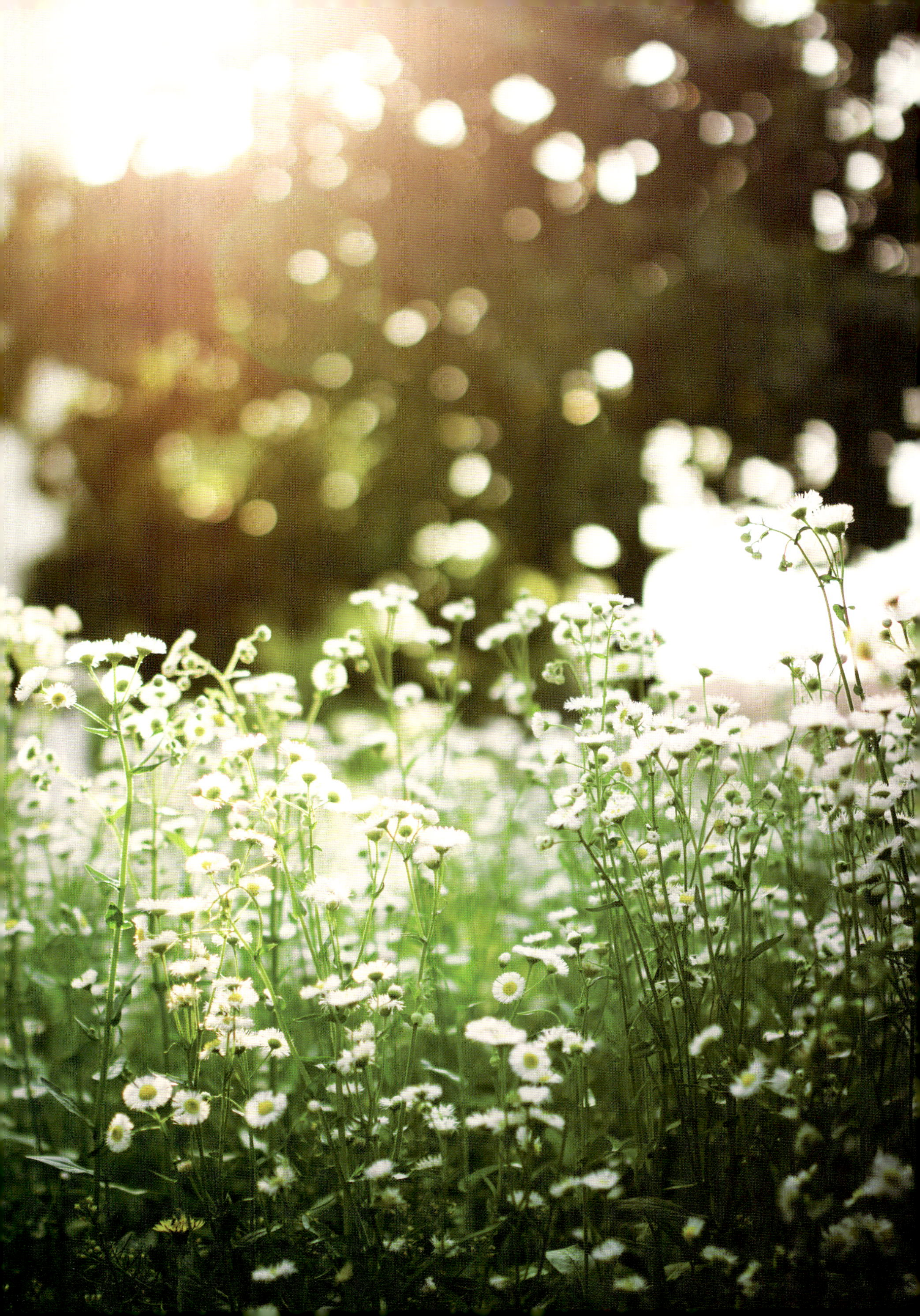

Part 1

自然分娩，妈妈送给宝宝最好的礼物

Chapter ❶

自然分娩，有益母婴健康

01 自然分娩对母婴健康均有益

自然分娩对宝宝的好处

①分娩时的挤压有利于宝宝排除肺、口鼻黏液

妈妈在自然分娩过程中，阵阵的宫缩会给胎宝宝带来惊险的历程，在这个过程中，胎宝宝的胸廓在宫缩时受到相应的有节律性的压缩和扩张，将呼吸道和肺内的羊水和黏液排挤出来，出生后使呼吸道通畅。自然分娩的婴儿也比未经历分娩过程的剖宫产婴儿肺容量大，较少患呼吸系统疾病。

②分娩时的挤压有利于宝宝及时建立呼吸

自然分娩过程中，胎宝宝经过产道而受到挤压，使胎宝宝肺内产生的肺泡表面活性物质因此增多。宝宝出生后肺泡富有弹性，肺泡迅速扩张，落地后就可以哇哇啼哭，及时建立自主的呼吸。

③分娩时的挤压增强宝宝脑细胞的应急能力，有利于大脑发育

产道对胎宝宝大脑造成挤压，使得宝宝脑部受压后血液循环加强，刺激脑细胞，使之在出生后增强了对缺氧的应激能力，有利于大脑的发育。

④增强了宝宝的免疫力

在自然分娩过程中，胎宝宝有一种类似于“获能”的过程，这是因为自然分娩的婴儿能从母体获得一种免疫球蛋白，出生后机体抵抗力增强，不易患传染性疾病。胎儿在娩出前的一瞬间，可以在母体的产道内获得有益菌，促进肠道菌群的建立，有益于宝宝的肠道健康。因此，自然分娩的新生儿具有更强的抵抗力和抗感染力，而剖宫产儿却缺乏这一获得抗体的过程。

自然分娩对母亲的好处

①促进产后妈妈身体快速复原

妈妈产后体力恢复很快，自然分娩之后2小时就能下床走路了。而且在分娩中，分娩妈妈垂体产生的催产素带来的分娩阵痛使子宫肌纤维逐步缩复，促使宝宝娩出，宝宝娩出后，这种催产素依然在发生着作用，继续促使子宫缩复，有利于产后恶露排出、子宫复原，减少产后出血。

②促进产后妈妈尽快分泌乳汁

自然分娩后，宝宝能在断脐后第一时间（不超过1小时）与妈妈亲密接触，早吸吮、早接触、早开奶，这是促进母亲产后乳汁分泌最好、最有效的方法。所以，自然产的妈妈产后乳汁分泌较快，自然分娩的妈妈母乳喂养的成功率高。

③有利于促进母婴感情交流

分娩妈妈的垂体会分泌缩宫素和泌乳素，这两种激素能促进子宫收缩、促进乳汁分泌。在哺乳的过程中，妈妈充满了幸福，此时，还能促使妈妈大脑产生内啡肽。这种化学物质会给妈妈带来快感和满足感，有利于母婴情感的加深。

02 自然分娩有利于母乳喂养

自然分娩的产妇由于产时创伤小，出血少，产后恢复快。因此，在分娩后的1小时内妈妈就能将宝宝搂在怀里、吸吮妈妈的乳房。乳头上的末梢神经即可将刺激瞬间传递至妈妈的大脑，使脑垂体分泌催乳素。促进乳汁分泌。因此，自然分

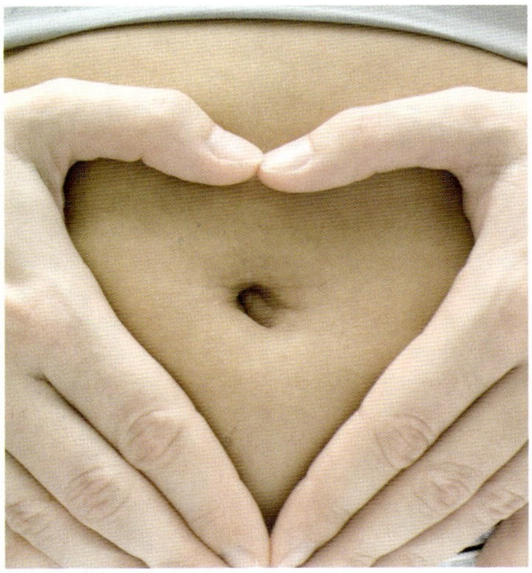

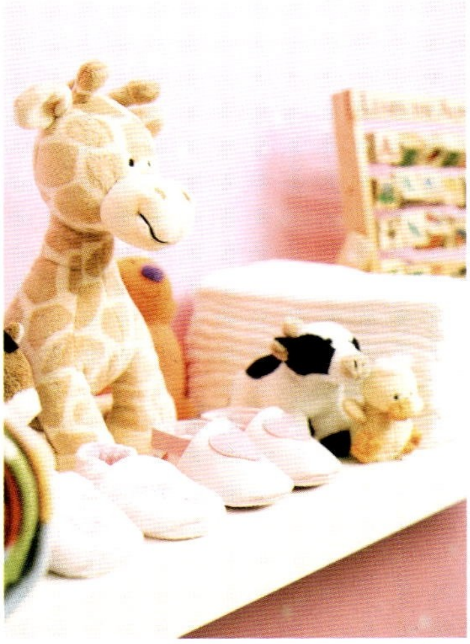

娩的妈妈下奶早，对母乳喂养的成功有很大帮助。而剖宫产的妈妈在手术室无法完成早吸吮的过程；回到病房，又因妈妈麻醉药药效未退，有输液管和输尿管活动不便，影响了妈妈母乳喂养的顺利进行。

研究显示：与剖宫产产妇相比，产后两天，自然分娩产妇哺乳时体内催乳素可呈脉冲式释放，幅度和频率与哺乳持续时间相关。而剖宫产产妇在哺乳进行30分钟后，催乳素释放水平仍无明显升高。

因此，母亲与新生儿的行为受分娩过程中所释放的多种激素的影响；同时，上述研究也揭示了新生儿能在出生后第一时间内找到母亲乳房的奥秘，也就是母亲在分娩过程中所释放的多种激素在产后1小时内并未马上消除，对母亲与新生儿有着各自特异的功能，有利于诱导和促进产后妈妈母乳喂养。

03 自然分娩有利于宝宝健康成长

自然分娩是人类繁衍过程中的一个正常生理过程，也是人类的一种本能行为。这一过程并非只有痛苦，而是具有良好的优生作用。准妈妈和胎宝宝都具有潜能，主动参与并完成分娩过程，从受精卵开始，胎宝宝在母体内经历40周的生长发育到逐渐成熟，准妈妈身体结构也逐渐地发生一系列生理变化，这些变化都更有利于自然分娩。

自然分娩大大减少新生儿吸入性肺炎的发生

自然分娩的过程中子宫有规律的收缩及产道的挤压作用，可将胎儿呼吸道内的羊水和黏液排挤出来，新生儿的吸入性肺炎和窒息的发生可大大地减少。能使胎儿肺脏得到锻炼，肺泡扩张，促进胎儿肺成熟，保证胎儿健康。

自然分娩直接影响到宝宝的运动、性格和智力

经阴道分娩时，宝宝胎头受子宫收缩和产道挤压，有利于新生儿出生后迅速建立正常呼吸；同时，胎宝宝在产道内受到触觉、味觉、痛觉及本位感的锻炼，不仅促进大脑及前庭功能发育，对今后运动及性格也有好处。这种挤压是必要的触觉和本体感的学习，直接影响到长大后孩子的动作灵敏、协调、注意力集中、情绪稳定等，因此，自然分娩有利于优生。

自然分娩对宝宝更安全、并发症更少

剖宫产毕竟是一种外科干预，必定会产生一些手术并发症，如出血、器官损伤、麻醉意外、伤口愈合不良、湿肺等。无论是从近期影响还是从远期影响来看，已有证据表明，正常阴道分娩比剖宫手术都更为安全。

Chapter 2

你是适合顺产的准妈妈吗？

在分娩过程中，有四个因素影响着分娩：产力、产道、胎儿的情况以及产妇的心理状况。在这四个因素之中有任何一个出现问题，都有可能改变分娩结局。

01 产力，推动自然分娩的力量

什么是产力

产力就是指将胎儿及胎盘从子宫内逼出的力量，包括子宫收缩力（也就是宫缩力）、腹肌及膈肌收缩力等。其中，宫缩力是临产后的最主要的产力，没有产力就无法进行宫颈扩张、先露下降和胎儿胎盘的娩出。正常的宫缩有一定的节律性，并且临近分娩时逐渐增强。宫缩不管是过弱还是过强，都有可能对分娩造成影响。

分娩时产力是可以相对调整的，因此，建议准妈妈要保证有规律的孕期生活和良好的精神状态，要充满信心地迎接分娩。当产力出现异常情况时，医生会给予有效的帮助和处理。

产力的大小决定了宫缩的力度

产力在准妈妈怀孕晚期就已经出现了，临近预产期，出现的频率就更多了。它主要表现在：突然子宫像球样隆起变硬，很快就消失了，没有疼痛感觉，但不频繁，而且没有规律，这也称之为“假宫缩”。真正的临产标志是在10分钟内有两次

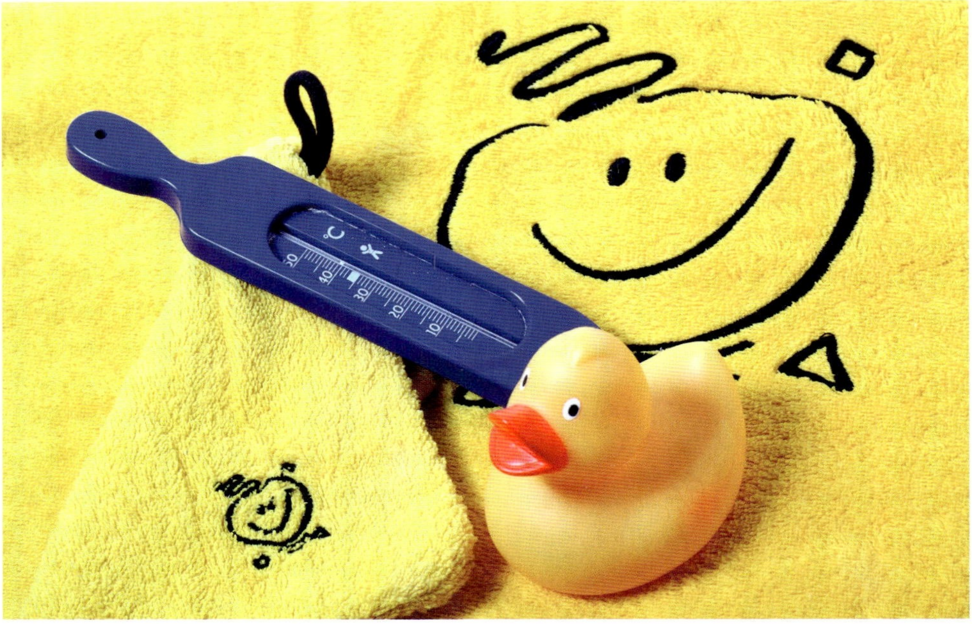

宫缩，而且很有规律，同时还伴随着宫颈口的扩张和胎头的下降。从这时算起，宫口扩张完全（10厘米）到宝宝娩出，初产妇需要11～12小时，经产妇会快些。

对准妈妈而言，会感到的只是一阵一阵有规律的腹痛（即宫缩），并且不断加重。其实，疼痛的过程也就是宫缩的过程，只有经过充分时间的宫缩，才能迫使宫口扩张开全，以利于胎儿的下降。如果这个过程过急、过慢、过强、过弱，都会影响产程进展，还可能造成对妈妈和宝宝身体的损害。

宫缩乏力

随着产程进展，子宫收缩逐渐增强，收缩时间变长，间隔时间变短，强有力的宫缩促使分娩继续进行。但是有的准妈妈宫缩并不是随着产程时间的延长而增强，就必然使产程时间拖长，这种状况被称为宫缩乏力，分为原发性和继发性两种。

原发性宫缩乏力，如果准妈妈从一开始子宫肌肉的收缩力就很弱，就属于原发性宫缩乏力。多胎妊娠、胎儿巨大、羊水过多等原因也会造成宫缩乏力。

继发性宫缩乏力，当分娩过程中存在产道或胎儿异常时，会挡住胎儿娩出，引起分娩梗阻。为克服梗阻子宫收缩力先是增强，而后由于疲劳而逐渐减弱，宫缩也会变得不协调，随着产程时间的延长，宫缩反而逐渐减弱，这是继发性宫缩乏力。

宫缩乏力怎么办

如果在分娩过程中出现宫缩乏力时，准妈妈不必紧张和担心。首先，希望自然分娩的准妈妈，一定要树立克服困难的信心，相信医生，听从医生和助产士的指导，解除心理压力，因此，心理因素是决定自产成功的关键。

不论何种原因，如果宫缩一直很微弱，医生是可以帮忙的，可以用催产素点滴加强宫缩；如果是因为准妈妈身体疲惫而导致宫缩乏力，可以让准妈妈调节心情，吃些易消化吸收的食物，必要时给药休息，恢复体力，这样强有力的宫缩就会再次来临，尽快分娩。

医生可能还会根据妈妈和宝宝的情况，适当时机采取人工破膜术，这也是加强子宫收缩的一种方法。

02 产道，宝宝分娩的必经通道

什么是产道

产道是指宝宝分娩时的“通道”，包括骨产道和软产道。骨产道，正常与否主要是由妈妈的骨盆大小以及形状所决定的。软产道，包括子宫、子宫颈、阴道及外阴等。

产道正常是保证自然分娩的前提条件之一

骨产道和软产道两者中有任何一种异常，都会造成难产。在产前检查及临产检查中，医生都会详细检查并记录准妈妈的骨盆情况，注意有无异常，以便正确选择分娩方式。如果在产前检查中发现产道有问题，医生会告知准妈妈，可能需要提前入院，择期做剖宫产手术。

常见的软产道异常有子宫畸形（如双子宫，子宫纵隔，可能发生胎位不正或一侧子宫阻塞产道）、子宫肌瘤、子宫颈肌瘤、子宫颈浮肿、阴道横隔或纵隔等，均可能会阻碍胎儿通过。

骨产道一般分为女性骨盆、扁平型骨盆、类人猿型骨盆、男性骨盆等四种基本骨盆类型，准妈妈多见的是混合型骨盆。骨盆大小，是决定准妈妈能否自然分娩的一个关键因素。因此，了解骨盆大小是非常重要的，准妈妈要配合产科医生做好骨盆测量。

及早发现难产的不良因素，避免分娩风险

难产的原因有时很明确，也是可以预知的，如比较明显的骨盆异常和胎位异常，在产前检查或临产时即可发现并得到及时处理，以避免分娩风险。

在怀孕过程中，准妈妈要在指定的医院进行定期产前检查。在整个妊娠期间，准妈妈一般要进行8～10次产前检查，在每次的产前检查中，医生会对胎宝宝在宫内的生长情况进行监控，因而，这对于准妈妈和胎宝宝来说都很重要。通过产前检查，医生能够及时发现准妈妈本身是否存在可能造成难产的因素，比如说初步估计产道是否适合阴道分娩，或者是胎宝宝的大小及位置是否正常。一旦有发生异常的趋势，医生可以采取有效的措施进行纠正，最后，准妈妈还是应该听从医生的建议，选择适合自己的、安全的分娩方式。

03 胎儿的情况，影响分娩过程

宝宝自身的情况在分娩中也很重要。在产道和产力正常情况下，如果胎宝宝在准妈妈子宫中的位置不正常、胎心异常、羊水污染，或者宝宝在宫内生长发育得过大（体重大于4 000克的巨大儿）以及畸形儿，这些情况都有可能影响正常的分娩过程，造成难产的发生，有时还会造成母婴严重损伤或死亡，必须在早期发现并及时处理。

正常胎位

正常的胎位应该是枕前位，即胎宝宝背朝前、胸向后，即宝宝与妈妈面对面姿势，两手交叉于胸前，两腿盘曲，头俯曲，枕部最低，医学上称枕前位是正常胎位。枕前位又分为左枕前、右枕前、正枕前，左枕前是分娩中最多见的胎位，其次是右枕前。只有胎宝宝是枕前位，在分娩时，才能自行完成“儿头下降、俯曲、内旋转、仰伸、外旋转”等一系列动作，顺利娩出母体。它也是能使宝宝顺利分娩的胎位的正常姿势。

几种不正常胎位影响自然分娩

胎宝宝出生前在子宫里的姿势非常重要，它关系到准妈妈是顺产还是难产。不正常的胎位主要有以下几种情况：

头位：不正常的头位具体分为枕后位、枕横位、颜面位、额位等。

臀位：如果胎宝宝头和臀颠倒过来，臀在下头在上，是臀先露。

横位：当胎宝宝之长轴和母亲之长轴互相垂直，且胎宝宝之肩膀或手为先露部位，称为横位。当胎宝宝小于1 500克时或是多胎，特别容易发生。

这些不正常的胎位，等于在准妈妈本来就很有限的分娩通道中又设置了障碍，而容易导致难产。以臀位为例，容易导致胎膜早破，造成脐带脱垂或分娩时的出头困难，从而会危及胎宝宝的安全。再如横位，由于分娩时先露部分不能紧贴宫颈，对子宫的压力不均匀，容易导致子宫收缩乏力，致使胎儿宫内窘迫或窒息死亡。

一般而言，在妊娠36周胎位不正，医生则会考虑采用何种方式顺利生产。

必要时需要手术助产

胎位异常常导致分娩妈妈继发性宫缩乏力，使产程延长，容易发生软产道损伤，增加产后出血及感染机会，因此，必要时需要手术助产。

比如当分娩妈妈发生宫缩乏力的情况时，可在严密观察下静脉滴注催产素以增强宫缩，加快产程进展；如发现异常或静脉滴注催产素6小时后产程仍无进展，医生就会考虑剖宫术。

04 产妇的心理状况，保证自然分娩的条件

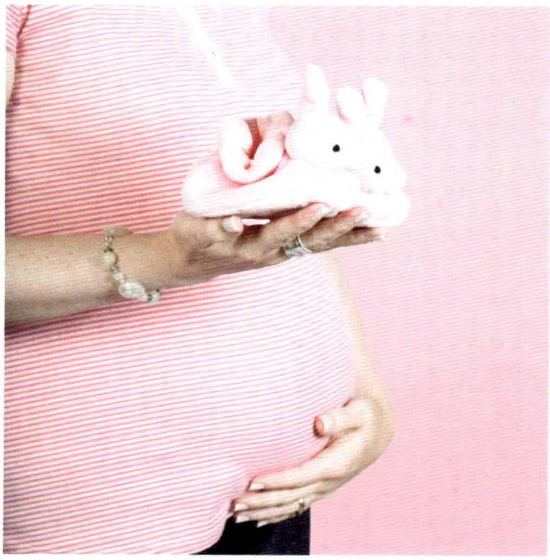

焦虑紧张不仅可以影响分娩妈妈的情绪，还可以消耗她们的体力，使其对疼痛的敏感性增加，疼痛加剧，影响大脑皮层神经中枢指令的传递，使产力过强或过弱，直接影响宝宝的下降及转动，使产程进展缓慢。胎宝宝在子宫内待的时间过长，容易造成宝宝缺氧、窒息，因此，准妈妈放松、稳定的情绪，是保证自然分娩的非常重要的前提条件。

增强信心，做好心理准备

准妈妈分娩时的心理状况是决定是否能自然分娩的重要因素。首先，准妈妈要有充分的信心，做好充足的心理准备，要相信自己有分娩宝宝的能力。

学习分娩知识，积极配合医生

打消各种顾虑，排除对分娩存在的过度恐惧心理，遇到分娩困难和疼痛时，积极配合医护人员在产程不同阶段给予的指导和处理。比如：在临产开始时要吃好、休息好，不要过早屏气用力，以保存体力。只要能好好配合医生，就会加速产程，尽快分娩，避免难产。

学习减痛技巧，减轻分娩痛

产前应该学习各种减痛方法，在产程来临时充分利用减痛技巧，达到减轻疼痛的目的，帮助自己，顺利分娩。

做好意外情况的准备，积极配合医生

现在的医疗技术水平和生活条件比过去有了突飞猛进的发展，准妈妈的营养状况大为改善，而且在怀孕期出现的病症和危险基本都能通过产前检查排查出来，采取措施可将危险因素尽早排除，以保证产时的母婴安全。

但是，分娩过程是动态的，在这个过程中有时也会出现一些不可预知的突发事件和一些不可忽视的细节问题。或许准妈妈孕期检查一切正常，符合自然分娩的条件，但在分娩过程中却出现了某种意外情况，需要采用剖宫产。如果事先对这些可

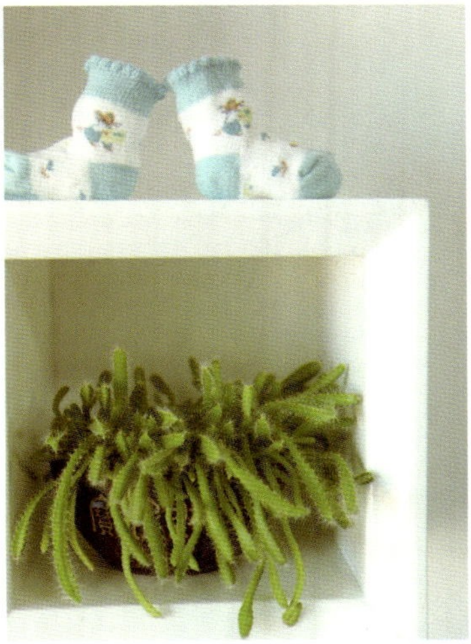

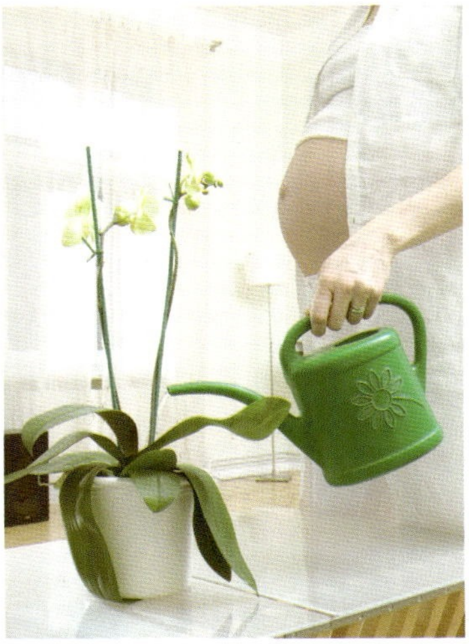

能出现的问题有一个思想准备，就不会出现悲观、沮丧、后悔等心理，积极配合医生尽快采取安全方式顺利分娩。

发生难产，也不必紧张

如果在分娩过程中发生难产，也不必过分紧张。有了产前孕妇学校的教育，以及分娩过程中爱人或是有经验的助产士进行陪伴分娩，即使发生难以自然分娩的情况，如胎位不正、胎儿宫内窘迫等，分娩妈妈也要相信医生可以在最短的时间内通过手术帮助宝宝娩出，以保障母婴安全，如采取产钳助产、吸引器助产或剖宫产等。

Chapter 3

自然分娩PK剖宫产，选择适合自己的生产方式

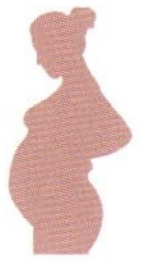

01 自然分娩PK剖宫产

对妈妈的影响

对妈妈的影响	自然分娩	剖宫产
生产过程创伤性	创伤很小，出血少	创伤比较大，出血多
产后恢复期	快，几个小时即可下地	慢，24小时后才能下地
产后泌乳	早	晚，易胀奶、发烧
伤口感染等产后并发症	少	多
过程痛苦程度	疼痛	麻醉当时不痛，过几个小时会痛
再次分娩	有生理条件可自然分娩	大多还要再次剖宫产

对宝宝的影响

对宝宝的影响	自然分娩	剖宫产
出生过程	自然适应妈妈产道	为挽救妈妈、宝宝生命，采取的紧急措施
自主呼吸	产时胎儿头受产道挤压，排出肺、口鼻黏液，利于呼吸建立	没有产道适应过程，易发生新生儿窒息和新生儿肺炎
智力发育	产时胎儿头受产道挤压，促进头部血液循环，宝宝更聪明	没有经过产道挤压过程
生理健康	健康少生病，肠道菌群建立早，发生过敏的概率低	肠道菌群建立晚，发生过敏的概率高于自然产的7～8倍
入学后表现	一般情况下注意力集中，性格好，不易发生感统失调	可能会出现注意力不集中，脾气暴躁易怒，多动等现象，易发生感统失调
住院费用	低，经济负担小	高，经济负担大

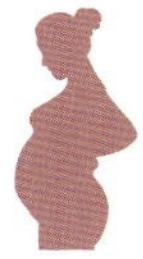

02 哪些准妈妈适合自然分娩

自然分娩也就是顺产，也叫自然生产，是人类繁衍下一代最自然的方式，是医生们第一推荐的分娩方式。但并不是所有想自然分娩的准妈妈都可以顺利实现美好愿望，有些准妈妈由于某种原因，只能选择剖宫产。那么，哪些准妈妈适合自然分娩呢？

孕期合理营养，控制体重的准妈妈

怀孕期间准妈妈都很重视饮食营养，如果不注意控制体重，营养补充过多、脂肪摄入过多就会使腹中胎宝宝发育过大而成巨大儿，如此大的宝宝分娩时胎儿头无法顺利通过产道，只能依靠手术了。营养过剩的准妈妈还容易发生妊娠期并发症，严重的并发症也增加了剖宫产的概率。

希望顺利自然分娩的准妈妈，整个孕期体重增加最好控制在12.5千克左右。

多做运动的准妈妈

准妈妈适当运动不但有利于控制孕期体重，还有助于顺产，它可以缩短产程，降低难产概率。常运动的准妈妈通常可以维持较佳体能及心肺功能，体能好的准妈妈耐受力高，对产痛的承受力也会相应提高，比如女性运动员分娩时就会比普通孕妇的并发症少许多，产程也更加顺利。

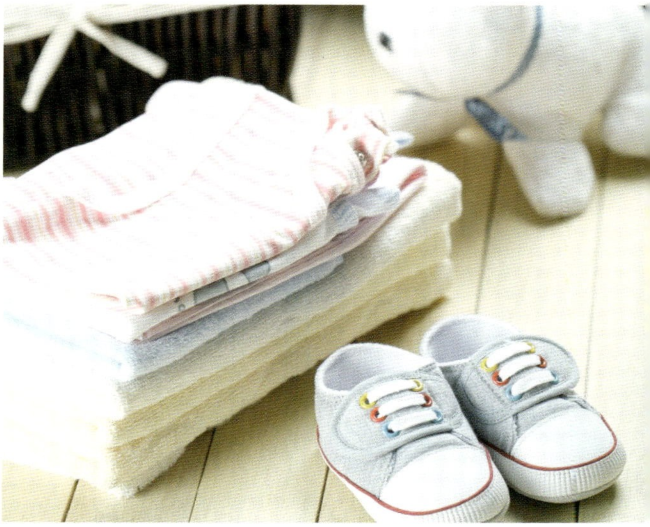

定时做产前检查、胎位正常的准妈妈

准妈妈定期做产前检查便于医生早期发现问题，及早纠正和治疗。

如果胎位在30孕周仍然不正常，如臀位或横位等，在医生指导下采取胸膝卧位法进行矫正。经过胎位矫正，胎位恢复正常，不再发生异常，即适合自然分娩。

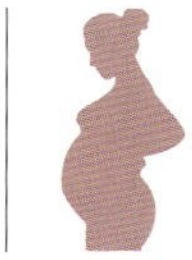

03 哪些准妈妈不适合自然分娩

自然分娩是最佳的分娩方式，但对于因疾病导致不能自然分娩的准妈妈来说，剖宫产则是最安全的选择。一般，有下面几种情况的准妈妈可能需要选择剖宫产。

胎儿巨大

胎宝宝体重达到或超过4 000克称为巨大儿。

胎儿大，手术助产的机会增加，如吸引器、产钳，可能会引起胎儿臂丛神经损伤、锁骨骨折、颅内出血、肩难产、新生儿窒息，甚至死亡等。对准妈妈而言，巨大儿产时可能会导致严重的软产道裂伤，甚至子宫破裂，尿漏、粪漏等，手术助产也可能会导致感染。子宫收缩乏力、产程延长、产后出血。由于盆底组织损伤，产后有可能导致子宫脱垂。

胎位异常

一般指孕末期，胎宝宝在子宫体内的位置不正，胎位异常包括臀位、横位、枕后位、颜面位等，以臀位多见。

胎位异常可导致继发性宫缩乏力，使产程延长，常需手术助产，容易发生软产道损伤，增加产后出血及感染机会，若胎头长时间压迫软产道，还有可能发生缺血、坏死、脱落，形成生殖道瘘。

如发生梗阻性难产不及时处理，可能会造成子宫破裂，危及准妈妈生命。

第二产程延长和手术助产机会增多，由于胎宝宝头部受压过久，有可能引起新生儿颅内出血、新生儿窒息。胎宝宝面部受压变形，颜面皮肤青紫、肿胀，尤以口唇为主，从而影响吸吮，严重时可发生喉头浮肿而影响吞咽及呼吸。

准妈妈骨盆狭窄或倾斜

准妈妈骨盆狭窄或倾斜是指骨盆径线过短或形态异常，致使骨盆腔小于胎先露部可通过的限度，阻碍胎先露部下降，从而影响产程顺利进展。若为骨盆入口平面狭窄，容易发生胎位异常，常引起继发性宫缩乏力，导致产程延长或停滞。若为中骨盆平面狭窄，影响胎头内旋转，胎头长时间嵌顿于产道内，压迫软组织会引起局部缺血、浮肿、坏死、脱落，于产后形成生殖道瘘；胎膜早破及手术助产会增加感染机会。严重性梗阻性难产若不及时处理，可导致先兆子宫破裂，甚至子宫破裂，危及产妇生命。

对宝宝而言，容易导致胎儿宫内窘迫，甚至胎死宫内；因产程延长、胎头受压、缺血缺氧容易发生颅内出血；产道狭窄，手术助产机会增多，容易发生新生儿产伤及感染。

准妈妈患有妊娠合并心脏病

妊娠合并心脏病是产科严重的并发症，目前仍是孕产妇死亡的主要原因。由于妊娠，准妈妈子宫增大，血容量增多，加重了心脏负担，分娩时子宫及全身骨骼肌收缩使大量血液涌向心脏，再加上产后循环血量的改变，均易使有病变的心脏发生心力衰竭。同时，由于长期慢性缺氧，易导致胎儿宫内发育不良和胎儿宫内窘迫。

患有此类病症的准妈妈应提前选择适宜的分娩方式。对心功能Ⅰ～Ⅱ级、胎儿不大、胎位正常、宫颈条件良好者，可考虑在严密监护下经阴道分娩；对胎儿不大、产道条件不佳及心功能Ⅲ～Ⅳ级者，均应择期剖宫产。

准妈妈患有妊娠期重症肝炎

常见的乙型肝炎和丙型肝炎可以经阴道分娩，但是肝炎病人如果病情发展，出现食欲减退、腹水、黄疸迅速加重、肝功能明显异常、肝脏进行性缩小、凝血功能异常有出血倾向，甚至出现肝性脑病、肝肾综合征急性肾功能衰竭等严重情况时应及时剖宫产以挽救生命。此类准妈妈也应在指定医院进行产检。

所以，患有妊娠期重症肝炎的准妈妈，在肝功能衰竭基础上，以凝血功能障碍

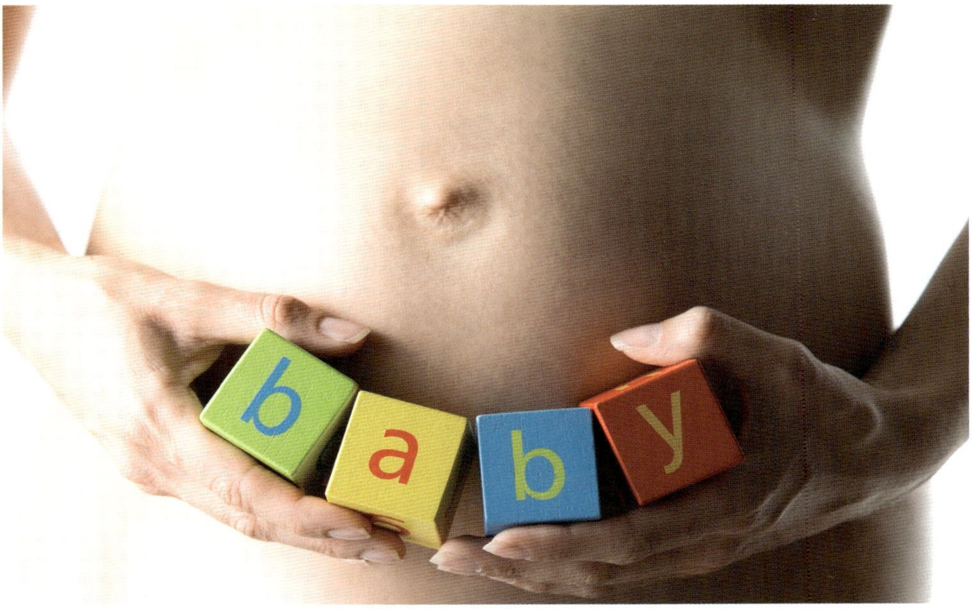

所致的产后大出血、消化道出血、感染等为诱因，最终会导致肝性脑病和肝肾综合征，是孕产妇死亡的主要原因之一。因此，患有此种疾病的准妈妈不宜选择自然分娩。

准妈妈患有妊娠期糖尿病

约有5%的怀孕女性会出现妊娠期糖尿病，其最大危害是可能生巨大儿，这意味着可能在自然分娩时需要使用手术助产，比如产钳或真空吸引器，手术助产也会给胎宝宝带来风险。所以部分患有妊娠期糖尿病的准妈妈，如果诊断为巨大儿也不宜选择自然分娩。

准妈妈患有特发性血小板减少性紫癜

特发性血小板减少性紫癜是一种常见的产科合并血液系统疾病。患有此病的准妈妈孕前表现通常有月经过多、牙龈容易出血等，孕晚期时检查会发现有胎儿合并血小板减少。为降低新生儿颅内出血的危险，此类准妈妈大多都需要剖宫产。

准妈妈患有严重生殖道感染性疾病

准妈妈患有严重的生殖道感染疾病如尖锐湿疣等，可能导致产道梗阻以及通过分娩途径感染新生儿的危险，所以不宜选择自然分娩，而首选剖宫产。

Chapter 4

顺产是件幸福事儿，别让错误认识误导你

01 对自然分娩的认识误区

统计数字表明：剖宫产率有逐年增加的趋势，究其原因有很多，与孕妈妈心理有密切关系。其实，剖宫产是一种挽救母婴生命、万不得已的选择，生命永远是第一位的。但如果没有任何原因、人为选择剖宫产一定是利少弊多。正常情况下，需要手术结束分娩的比例应该仅占分娩总数的15%以下，甚至只有5%～10%。很多准妈妈都是因为恐惧心理或是对分娩的误解而选择剖宫产。这不仅对自己和宝宝的身体健康不利，而且还得不偿失。一般来说选择剖宫产的分娩妈妈会有以下心理问题和误解。

误解一：降低智商

自然分娩的孩子可能会智商低，因为分娩时胎宝宝的头部受挤压，会影响智商。

专家纠误：自然分娩不会造成对胎脑的影响。因为胎宝宝在经过产道时，颅骨会产生自然重叠以适应产道环境防止脑组织受压，而且，宝宝经过宫缩阵痛的挤压后，肺及口鼻里的羊水和黏液会被排挤出来，不容易得湿肺。同时，新生儿窒息的发生率也会大大降低。

相反，剖宫产会使胎宝宝因为从宫腔直接取出受到气压骤变的影响而产生损伤，因为在剖宫产时，胎宝宝胸部未受挤压，呼吸道的黏液、羊水均滞留于肺，易发生新生儿窒息、吸入性肺炎等，也有可能影响宝宝大脑发育，严重窒息更会导致脑缺氧，降低小儿智商。

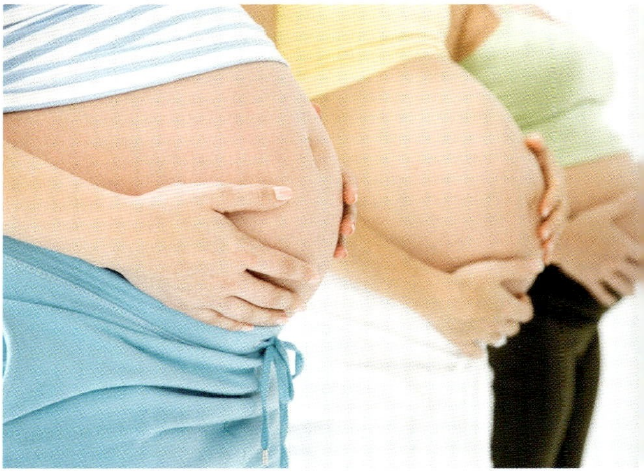

数据显示，剖宫产生下的宝宝免疫力会降低，入学后更容易出现注意力障碍、脾气暴躁、动作笨拙等感觉统和失调症，而且未来患呼吸系统疾病的概率也比自然分娩生下的婴儿要高得多。

误解二：产痛

顺产太疼了，简直无法忍受。剖宫产用了麻醉药既不疼，而且母子安全，多好啊！

专家纠误：准妈妈在分娩时，难免要消耗一定的体力。由于分娩时子宫收缩和胎宝宝压迫，使子宫壁受压，子宫肌缺血缺氧，由此会出现程度不同的分娩痛，但这种疼痛属于生理性疼痛，是可以承受的。

其实，剖宫产虽没有自然分娩那么疼，但剖宫产由于麻醉药的止痛作用，分娩痛是减轻了，但在某种程度上存在着一定的风险，如：麻醉意外；若膀胱充盈或肠道充气，手术稍有不慎便易伤及膀胱或肠管；少数病例发生羊水栓塞；术后妈妈出血和产后感染率都较高；还有可能引起术后肠粘连、子宫内膜异位症等。

误解三：阴道松弛

自然分娩会导致阴道扩张，使其失去原有弹性，由此会引起性敏感度降低而影响性生活。

专家纠误：部分由阴道分娩的产后妈妈，产后可能出现暂时性的性能力低下，但这是由以下几个因素造成的。一是分娩后体内性激素水平骤降，从而唤不起性欲；二是分娩时阴道壁神经受压，导致性刺激敏感降低；三是产后妈妈由于哺乳、护理婴儿而疲劳、精力不足。随着产后妈妈身体复原，性激素水平恢复到原水平，性功能也会随之恢复正常。所以，性敏感度与阴道分娩无关，准妈妈完全不用为此担心。阴道壁本身有皱褶，有很好的弹性，配合科学的运动锻炼，分娩后几个月就能基本恢复，不会影响以后的性生活。而且，自然分娩后，在保证营养素摄取的前提下，通过锻炼骨盆肌肉，松弛的阴道很快就可以改善。

误解四：身材变形

自然分娩骨缝儿打开，会使骨盆结构发生改变，从而失去以前苗条的身材，而且产后很长一段时间也没办法恢复。

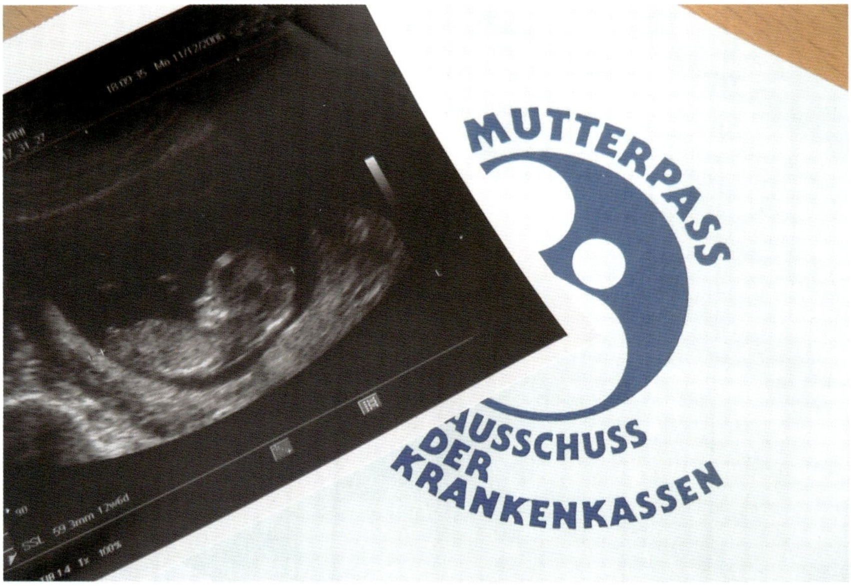

专家纠误：事实恰恰相反，经阴道分娩的产妇在子宫收缩的作用下，打开、扩张的是宫颈，并非骨盆的骨缝儿，宝宝娩出后宫口在1个月左右会关闭。但在孕期，为了顺利分娩，孕妈妈体内激素水平的变化，会使连接骨盆的韧带松弛，这与分娩方式无关，产后会逐渐恢复。因此，自然分娩不会影响日后体形恢复。相反，剖宫产术后的腹壁会留下一道长长的疤痕，有损于美观，另外，剖宫产由于出血过多，术后往往进补过多，可能造成脂肪堆积。

新妈妈在分娩后应积极母乳喂养，合理进食，并坚持运动，身材一定能恢复到孕前的样子。

误解五：“二茬罪”

担心自己没有力气生产，如果自然分娩不成，还是要剖宫产，还不如从一开始就选择剖宫产，免得吃“二遍苦”、受“二茬罪”。

专家纠误：产力与体质没有绝对关系，子宫收缩是生理性的、规律性的、自主神经的收缩，分娩动力神奇而“巨大”，所以正常女性都具有生产能力，最主要、最关键的是要学习第二产程用力的技巧。有自然分娩的生理条件，应该给自己试产的机会，90%以上的准妈妈都经产道自然分娩。因为自然分娩是动态观察的过程，有些突发情况是不可以预知的，比如胎心、胎位、羊水情况、妈妈的血压、产程进展等，所谓的“二遍苦”“二茬罪”确实存在，但发生率很低，仅占5%～10%，不能因此放弃自然分娩的机会而直接选择剖宫产。

剖宫产手术虽然耗时少，疼痛短，但术后会留有创伤，容易感染，恢复时间也较长。剖宫产应该是在母体或胎儿有异常时所采用的一种紧急措施，例如准妈妈骨盆腔狭窄、胎宝宝过大、胎宝宝胎位不正、前置胎盘、胎盘早期剥离、妊娠期高血压综合征、胎儿宫内窘迫等，疼痛不应该成为准妈妈害怕自然分娩的理由。

当然，到底选择哪种分娩方式最终还是要听医生的。医生会根据准妈妈孕期检查情况及胎儿宫内状况对准妈妈的分娩方式做出专业指导和选择，不适合自然分娩的准妈妈，在生产前医生就会告知应采取剖宫产。

02 产痛，究竟是怎样一种痛

产痛的恐惧来源于心理

因为绝大多数准妈妈都是第一胎，对自然分娩疼痛的恐惧，首先源自于知识的缺乏，对分娩过程不了解。

在怀孕末期，体内雌激素水平增高，孕激素相对减少。而雌激素可提高子宫肌肉对催产素及其他刺激子宫收缩物质的敏感性，加上宫内局部压力的增加，促使子宫产生强有力的宫缩，这本身就是分娩生命的自然生理调节过程，产痛并不是一种“病痛”，也不会对身体造成“伤害”。

其次，更多原因是准妈妈自身恐惧心理造成的。而这种恐惧心理也是因为对分娩过程缺乏了解，只是道听途说，便认为分娩非常疼痛，甚至痛苦不堪，因而对分娩异常恐惧。也有些准妈妈平时就对疼痛很敏感，又轻信一些经产妇添枝加叶的形容，便想象着分娩时如何疼痛，这样就造成极大的心理压力，而这样的心态只会加剧分娩时的疼痛。

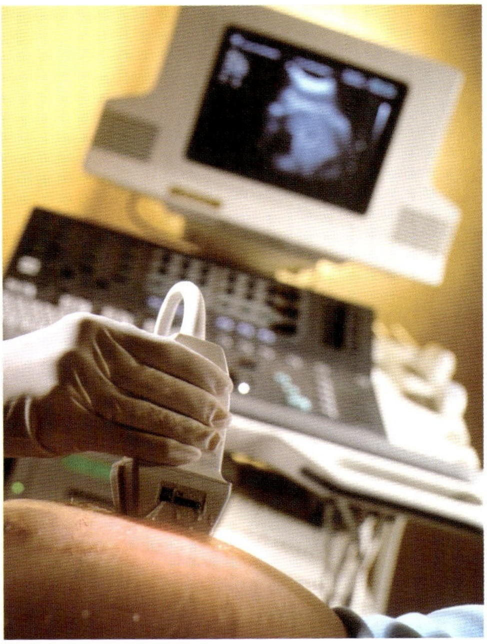

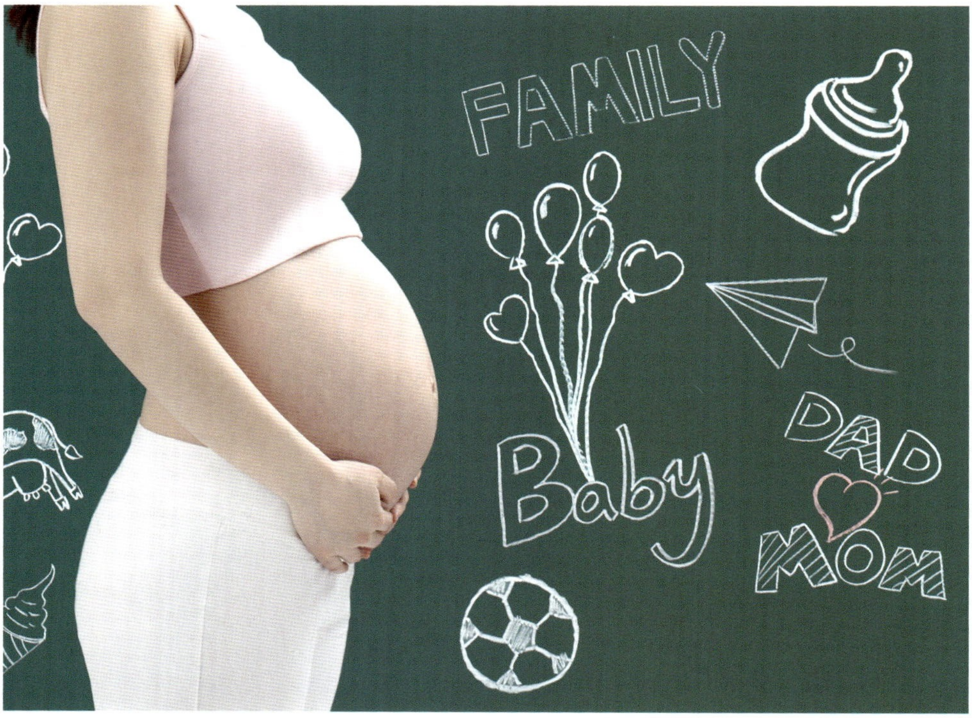

分娩是有痛觉的，但痛感因人而异

分娩只是一个生理过程，准妈妈在临盆时，体内支配子宫的神经感觉纤维数目已经很少了，一般不会产生承受不了的、强烈的剧痛。客观地说，分娩是有痛觉的，因为在分娩过程中，会牵扯子宫邻近的某些组织器官，产生局部痛感。

体力劳动者以及平时活动量大的孕妈妈，分娩时比较顺利，产程相对缩短，痛感也相应减轻；脑力劳动者或平时活动少的准妈妈，常常因极度紧张和恐惧而使疼痛加剧，产程延长。由此看来，分娩痛带给每个人的感觉都是不一样的，会存在个体差异。

产痛只是一种不适，可以忍受

自然分娩带来的疼痛一直以来都是准妈妈选择剖宫手术生产的一个重要原因。从很多经历过自然分娩的女性经验来看，每个人对产痛的描述都不太一样。从理论上讲，产痛应该是一种由于子宫肌肉收缩而带来的阵痛，有很多过来人说产痛主要感觉就是腰疼，也有点类似于排大便时的感觉，也有人说几乎感觉不到明显的痛。但几乎所有的人都说产痛只是一种巨大的不适，与想象中那种被利器划破皮肤的“切肤之痛”完全不同却难以形容。

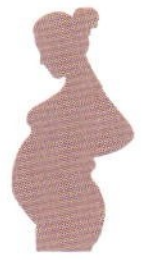

03

阴道松弛，不完全与分娩方式有关

分娩会造成阴道松弛，不仅仅是自然分娩造成的

阴道松弛是指盆腔肌肉群的张力下降，造成阴道周围肌肉松弛、阴道变宽。

经历孕育、分娩的女性，生殖系统都会发生变化，这些改变包括：阴道内部的肌肉变化；会阴处撕裂或是侧切造成不同程度的损伤；阴道口变大；骨盆韧带松弛，子宫也比以前稍大。

自然分娩的妈妈，因为胎儿是经过阴道娩出，一般出生婴儿头部的直径约10厘米，即分娩时阴道要扩张到10厘米（正常阴道直径为2.5厘米），经过出生胎儿头的挤压，阴道壁扩张明显，肌肉和处女膜痕也伸展、扩张，弹性就有所下降。

尽管从阴道分娩胎儿的妈妈阴道发生了变化，会出现不同程度的阴道松弛现象，但并不代表自然分娩就是导致阴道松弛的罪魁祸首，因为妈妈在临产时盆腔的肌肉和韧带都会充分延伸，已经提前为宝宝的出生做好了充足的准备。即使进行剖宫产的妈妈，其阴道分娩的准备工作也已经完成，仅仅没有经过宝宝的头扩张而已。况且，即便是自然分娩，这些影响和变化通过自身激素水平的调整和科学的运动锻炼是完全可以恢复的。

产后阴道松弛原因很多

产后阴道松弛的原因有很多：胎儿过大（头部过大），在自然分娩时造成了产伤；中期引产造成阴道损伤；数次分娩；产后缺乏运动；产褥期恢复盲目减肥；不

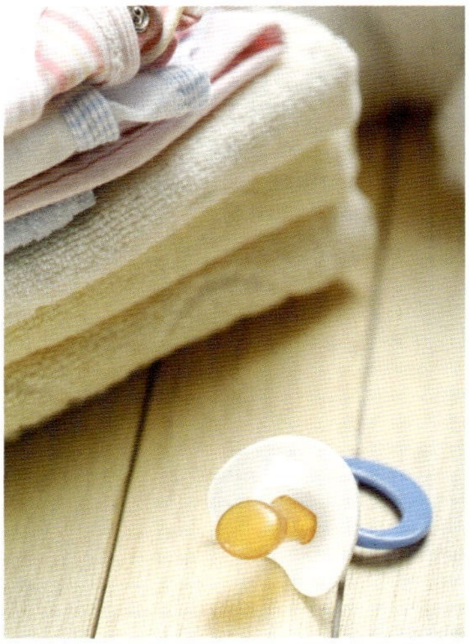

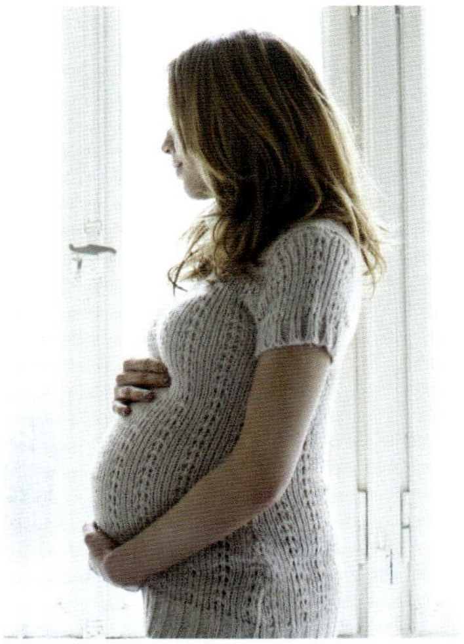

注意营养或者过于劳累进而导致盆腔肌肉群恢复不良等。了解以上原因，产道松弛也是完全可以预防。

阴道松弛对性生活有一定影响，但通过锻炼可以恢复

客观地说，由于产后阴道会有不同程度的变化，短时间内可能使得性生活摩擦力减弱，影响夫妻双方的性快感，对性生活的质量有一定的影响，但这只是短暂的，产后生理变化在几个月之后基本可以恢复。

然而，影响性生活的原因也是多方面的，除了生理上的原因，夫妻双方心理上的调适很重要，丈夫应对妻子体谅和包容。只要注意产后的恢复锻炼，一般产后3个月，产后妈妈的阴道可以恢复到以前水平。

阴道本身有一定的修复功能，但毕竟是经过挤压撕裂，阴道中的肌肉受到损伤，所以阴道弹性的恢复需要更长的时间。产后妈妈可以通过一些锻炼来加强弹性的恢复，促进阴道紧实。

①屏住小便

锻炼时寻找这种感觉，在小便的过程中，有意识地屏住小便几秒，中断排尿，稍停后再继续排尿。如此反复，经过一段时间的锻炼后，可以提高阴道周围肌肉的张力。

②提肛运动

锻炼时寻找这种感觉，在有便意的时候，屏住大便，并做提肛运动。经常反复，可以很好地锻炼盆腔肌肉。

③收缩运动

仰卧，放松身体，将一个手指轻轻插入阴道，后收缩阴道，夹紧阴道，持续3秒，后放松，反复重复几次。时间可以逐渐加长。

④其他运动

站立、坐位、躺卧、走路时，有意识地要提升会阴部肌肉，后放松，重复练习。

经过这些日常的锻炼，可以大大改善盆腔肌肉的张力和会阴部肌肉，帮助阴道弹性的恢复，对性生活有所帮助。除了恢复性锻炼，产后妈妈还应该保证摄入必需的营养，保证肌肉的恢复。

提示：上述运动都统称为缩肛运动（提肛运动），缩肛运动应保持6～8秒为宜。

阴道松弛严重者，可以通过手术恢复

①阴道修复术可以改善阴道状况

如果产后妈妈在经历了一段时间的阴道恢复后，仍感觉自己的阴道松弛严重，影响到性生活的时候，不妨尝试一下阴道的整形手术。

阴道修复手术，又称阴道紧缩术，一般适合阴道分娩后产道松弛、会阴侧切使阴道口变大或阴道前壁膨出等状况的妈妈。阴道紧缩术对阴道松弛的现象有不同程度的改善，而且效果比较持久。

由于怀孕时体内激素水平的变化，使乳房增大、产道松弛、骨盆增大，为即将出生的宝宝做准备，多半是生理性改变。所以，不要着急，如果经过妇产科医生检查确认属异常情况，需要在一定的时间内做阴道紧缩术，则应该听从医生指导，等体内激素水平恢复到孕前状态时再进行。因为产后妈妈还在哺乳期，手术用药可能会影响哺乳。

②慎重选择阴道修复术

尽管阴道紧缩术对阴道松弛的现象有不同程度的改善，但是手术不是万能的，不是所有的性问题经过阴道的修复就能全部解决，更不能盲目用手术来满足心理需求。而且由于阴道做手术后两边有疤痕，弹性受到影响，所以如果考虑继续生育的妈妈，应慎重选择。

阴道紧缩术的并发症有阴道出血、膀胱阴道瘘和阴道直肠瘘等。发生并发症的原因除了跟妈妈的个体差异有关外，还跟医生的技术水平有关，所以应选择正规的医院进行手术。

手术禁忌证有：患有阴道炎、宫颈炎等妇科疾病的妈妈，暂时不适宜手术。

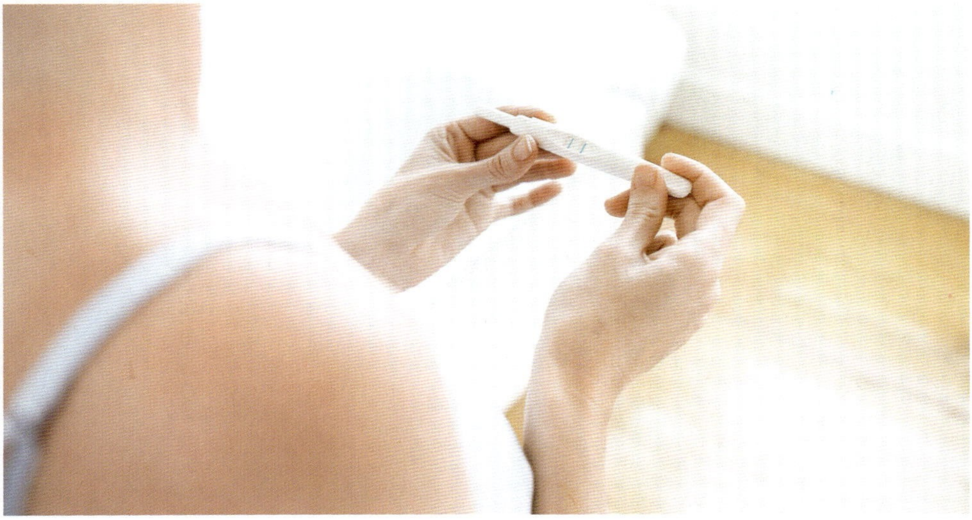

专家答疑

Q: 产后检查很重要

A: 月子期间是新妈妈身体器官恢复的重要时期，在产后一个半月，新妈妈就可以到医院做一次详细的检查。

检查血压，妊娠期的妈妈们血压有可能不在正常值范围内，但如果月子过了，血压还是不正常，就要请医生进行诊治。

产后出血的新妈妈们一定要做血常规检查，以防患有贫血。

检查阴部的恢复情况。生产时难免对会阴、产道、阴道壁造成不同程度的伤害，检查其是否已经得到恢复，如果没有，可以选择做手术。

Q: 新妈妈产后生殖系统的恢复

A: 由于分娩时的撕扯，新妈妈的阴道壁和阴道口会发生变形，变得松弛、扩张。但在月子期间，这些部位将会逐渐缩小，恢复弹性，只是不能恢复到原有程度。

在分娩过程中，盆底的肌肉会受到拉伸，严重时会导致肌肉纤维的断裂。情况不是特别严重的，产后1周左右就可以恢复肌肉的张力，如果自我恢复效果没有那么好，可以做一些健身操，辅助肌肉恢复弹性。子宫收缩会在产后6～8周完成，子宫内膜、子宫颈、子宫肌纤维都会复原。

Q: 新妈妈产后身体的变化

A: 产后3天注意心血管系统的变化。妊娠期间新妈妈的血容量和血输出量会大大增加，当分娩过后，子宫就会收缩，从而带动血液从子宫进入人体。这样无疑加重了心脏的负担，很有可能诱发心率衰竭。所以要密切注意心血管系统的变化。

泌尿系统除了剖腹产外，新妈妈在分娩时膀胱都会受到压迫。这就导致新妈妈对尿意不敏感，再加上尿道周围组织的充血肿胀，很容易造成新妈妈排尿困难。所以新妈妈要在产后6小时及时排尿。

分娩是一个辛苦的过程，消耗了新妈妈过多的体力。产后新妈妈可以进食一些清淡易消化的食物，以填饱饥饿的胃。新妈妈的胃肠蠕动一般都会减慢，为防止便秘，家人要准备些蔬果。

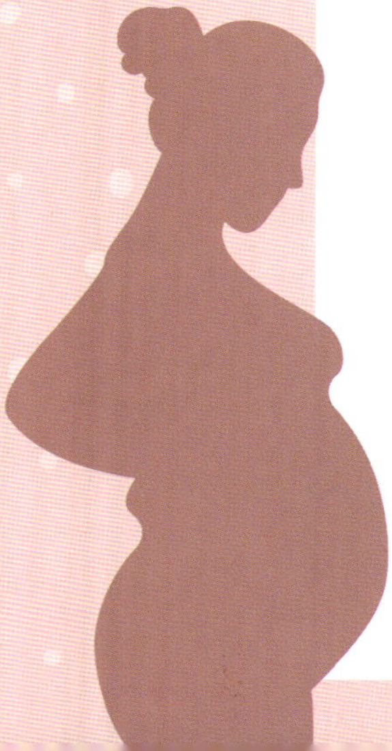

Q&A

Q: 新妈妈产后心绪的波动

A: 新妈妈在生产过后常常会心绪波动，出现忧郁症或神经衰弱等症状，多表现为心情低落，对事物提不起兴趣，不思饮食，失眠，常感到莫名的伤心，有无助绝望感，觉得家人朋友不够关心自己，并且自我评价值低。这种情况一般在产后第二周开始，会持续半年或更长时间。加上白天黑夜地照顾宝宝，更是觉得疲劳、烦躁，对自己的身材失去信心，感受不到性高潮。这些都是由于内分泌紊乱所致，随着孕激素和雌激素的减少，体内儿茶酚胺的分泌也会有所减少，这就促使新妈妈的心绪波动不安。

家人特别是新爸爸，要时刻体谅新妈妈的心境，少些怪罪多些安慰，帮助新妈妈一起照顾婴儿，帮她分担压力，给她多一些休息和恢复体力的时间。

新妈妈自己也要找到一个能让自己身心愉悦的方法。遇事要沉着冷静，多克制一下自己，学会自我调整。在心情烦躁时听一些旋律悠扬的音乐，让自己的心绪得到平复。还可以把思想和注意力集中到宝宝身上，从他的点滴成长中汲取快乐，与家人分享他的进步，也是一种融洽关系的方法。妻子还可以与丈夫多进行交流，告诉他自己的想法和担忧，两个人一起解决。对于不想做的事情就不逼着自己去做，给自己创造一个轻松的生活环境。

Q: 产后头晕是怎么回事

A: 在生下小宝宝的头几天里，新妈妈通常会感到头晕。尤其是躺下再起来的时候，总会感觉血往头上冲，眼前发黑，不能立刻下地运动，要在床边歇一会儿才会好起来，有时弯腰起来也会有同样的情况出现。这是因为新妈妈在分娩的时候大量出血，造成气血不足，身体较虚弱，再加上长时间的卧床休息，不能突然适应姿势的调换。尤其是产后大出血的女性更容易出现晕厥的情况。新妈妈在下地运动前最好先在床上调整一下状态，稍事休息过后再下地。身体特别虚弱的女性可以叫护士或是家人搀扶。

Q: 新妈妈产后汗多是病吗

A: 新妈妈产后多汗的原因有很多，有人认为新妈妈产后出汗量增多是一种病态的表现，其实这都是正常的反应。新妈妈在妊娠期间会自动在体内聚集大量水分，一旦分娩结束，新妈妈体内的新陈代谢和内分泌活动就会降低，体内积聚的水分就显得多余，身体就会自动将其排出体外，以减轻机体负担，这时身体就会加快皮肤分泌速度，将多余的水分通过汗液的形式排出体外。医学上将这种情况称为褥汗，这种情况会在产后1周内自然好转。

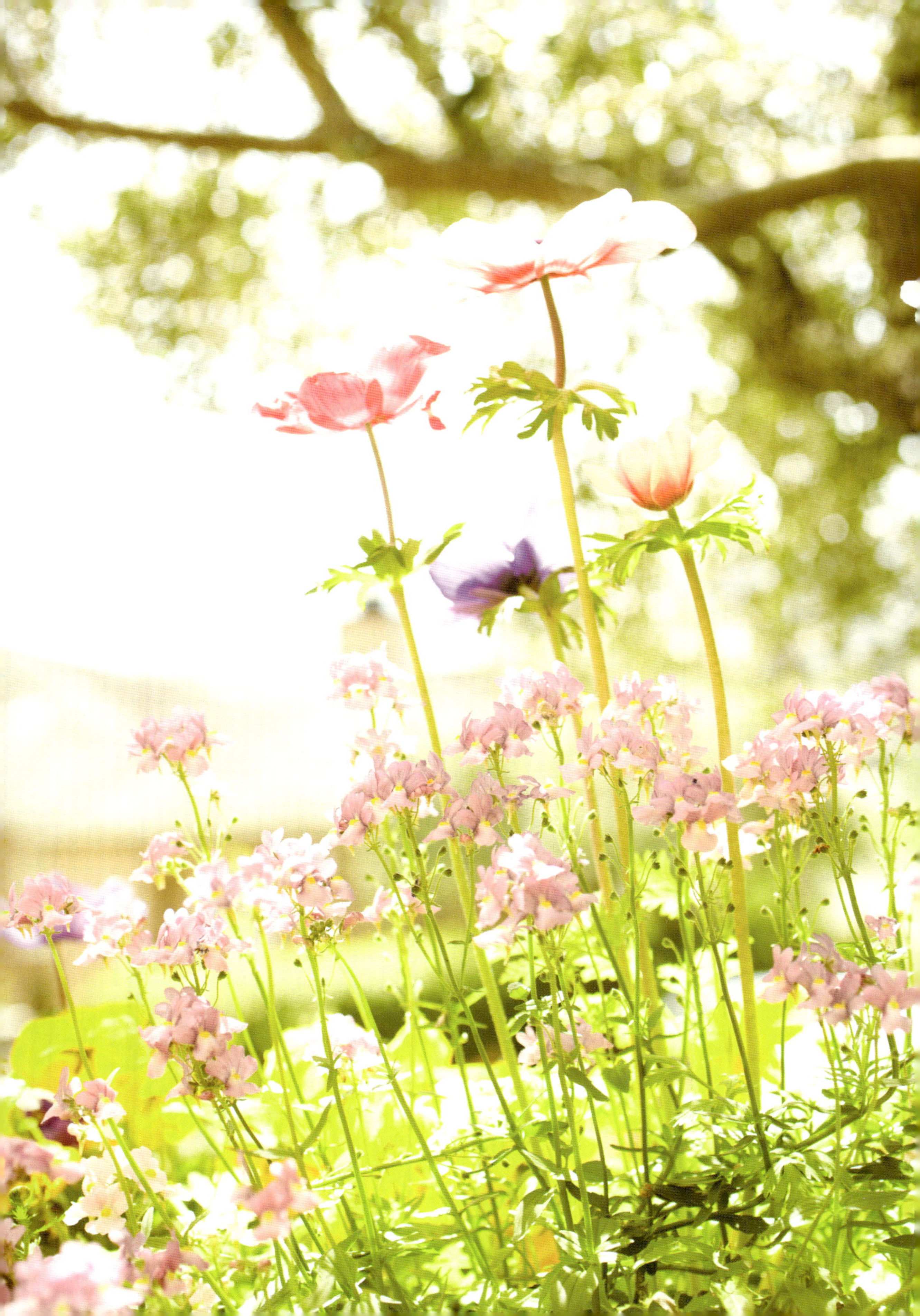

Part 2

了解自然分娩全过程，将顺产进行到底

Chapter 1

心理、生理、物质准备，一个也不能少

01 自然分娩心理准备

培养良好情绪，树立自然分娩的信心和信念

人的情绪和肌肉紧张程度有相关性，心情舒展，肌肉就会放松；心情越紧张，肌肉就会绷得越紧。准妈妈分娩时，宝宝是从狭窄的产道出来的，如果这时心里没有负担，镇静，让肌肉和骨盆放松，宝宝就能顺利通过，分娩速度就会加快，疼痛时间自然减少；如果分娩妈妈精神极度紧张，心理负担很重，则肌肉也会绷得很紧，产道不容易撑开，宝宝不能顺利娩出，不但疼痛会更厉害，而且还有可能造成难产、滞产，更严重的还会发生产后大出血的现象。

因此，准妈妈产前的精神状况和产痛有很大的关系。所以，准妈妈分娩前就要培养良好的情绪，对分娩的过程进行详细了解，明白宫缩是帮助胎儿分娩出的正常现象，持着“既来之，则安之”的态度，做好一切配合助产人员的准备，就能有效地克服对分娩疼痛的恐惧心理，树立起自然分娩的信息和信念。

事实证明，有心理准备和信心的准妈妈，比没有心理准备的准妈妈生孩子要顺利得多，也能很好地克服、减轻生产时带来的种种不适。

自然分娩需要家人的支持与鼓励

①丈夫陪产

如果分娩医院有陪产服务，丈夫也有意愿陪伴妻子一起迎接宝宝的降生，建议丈夫要提前学习陪产知识，学习按摩技巧、呼吸减痛及生活照顾的方法，做好充足

的心理准备。陪产时应该尽量做到给予妻子心理、精神和情感上的支持，这样可以帮助妻子缩短产程，减少产时和产后出血；在妻子感到紧张和疼痛的时候，多说些鼓励和赞扬妻子的话，让她有信心坚持，降低剖宫产率；帮助妻子擦汗，按摩疼痛部位；提醒妻子排空膀胱，运用呼吸技巧，减轻产痛。

②家人关心

家人应多关心、鼓励准妈妈，并督促她们定期检查，积极应对不良心理；陪同准妈妈熟悉分娩环境及工作人员，可通过各种途径，如播放录像、参观、咨询和交流，减少入院分娩的紧张情绪。

③家人鼓励分娩期及时进食

分娩妈妈在分娩期由于受到阵痛的干扰和体力的消耗，所以需要适当补充食物，保存体力。

第一产程的阵痛会打乱分娩妈妈的正常饮食节奏，大部分分娩妈妈食欲较差，有的准妈妈还会因为恐惧和频繁的阵痛出现呕吐。但无论如何，家人都要鼓励分娩妈妈坚持在宫缩间歇时进食进水，避免胃中排空时间过长，造成胃酸过多；同时，按时进食还能及时补充营养，恢复体力，有助于产程进展及第二产程的用力。

由于第二产程需要分娩妈妈腹肌、四肢乃至全身用力，所以分娩妈妈需要消耗大量的体力，会感到口渴和极度疲劳。在宫缩的间隙，家人可以给分娩妈妈及时补充一些既有营养又含水分的食物，比如液体奶、妈妈配方奶、酸奶等；也可以煮些热汤面或面片，将鸡蛋打成蛋花，配点新鲜的碎蔬菜；也可以蒸蛋羹。总之，应易于准妈妈消化吸收。不宜吃煮鸡蛋、鸡腿等食物，因为一阵紧似一阵的宫缩来不及咀嚼和吞咽，容易出现噎着或呕吐的情况。

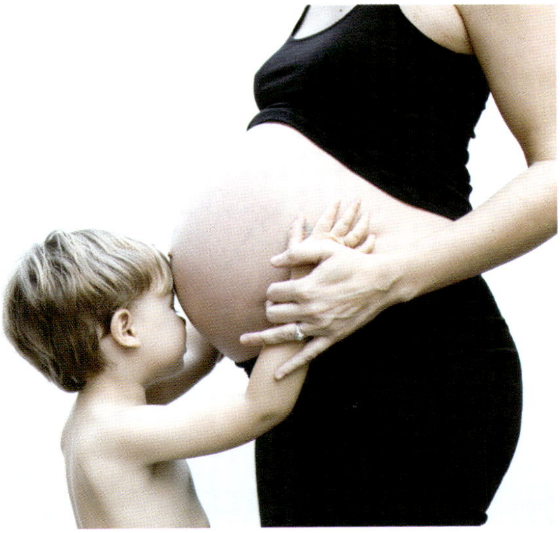

第三产程即胎盘娩出时会让准妈妈感到相对轻松很多，但经过这么长时间的体力消耗，分娩妈妈往往已经精疲力竭，这时大部分分娩妈妈会感到饥饿。家人可以多为分娩妈妈准备一些补充营养且易消化的食物，待产妇回到病房及时补充，如鸡蛋挂面汤、营养粥等，不要急于喝下奶汤。

学习相关知识，做好知识储备

准妈妈与准爸爸在分娩前都要学习分娩基本知识，只有这样，当出现临产征兆时才能够从容镇静，不会慌乱，遇到问题也知道如何临时处理，从而保证自然分娩的顺利实现。

①了解分娩知识

准妈妈要知道，分娩能否顺利完成，取决于产力、产道、胎儿的情况这三要素，只要按常规做好产前检查，这三要素是可以控制的。但研究认为，精神心理因素对分娩过程影响很大，被认为是第四要素。四个要素中任何一个要素出问题都会影响产程顺利进行。只有四个因素相互协调配合，才能顺利完成分娩过程。

②了解正常分娩经过

自然分娩经历四个阶段，称为四个产程。准妈妈只有充分了解分娩中各个产程的特点，并在分娩前开始积极做好心理准备，分娩时才能充满信心，积极与医护人员配合。

③了解分娩的心理应激反应

分娩应激反应是准妈妈对内外环境中各种因素作用于身体时，所产生的非特异性反应。这种心理应激反应妊娠期间就已经开始了，分娩期只是其中的一个阶段。

准妈妈对怀孕后身体的生理变化不适应，尤其是妊娠早期。胎儿作为一种异物刚刚被接受，加上妊娠反应引起的呕吐不适等，准妈妈对怀孕及分娩有不同程度的恐惧心理。

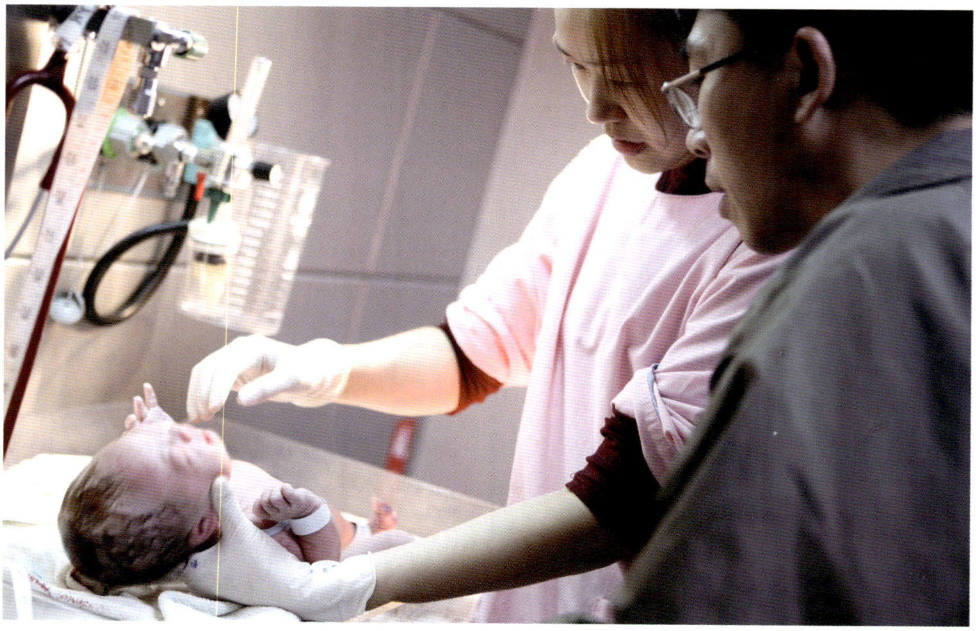

准妈妈过度关注怀孕过程，如经常担心妊娠不顺利、担心胎宝宝发育不正常、担心分娩会出现问题、担心分娩疼痛等。孕妇往往对怀孕表现出消极态度，会出现焦虑、情绪波动、失眠等症状，甚至会导致精神障碍，也容易发生妊娠期并发症，分娩时的危险性大大增加，严重的还会导致产后抑郁。

这些担心主要表现在：

· 担心分娩不顺利，害怕分娩时的宫缩痛、害怕受“二茬罪”、害怕手术。
· 害怕陌生的分娩环境，担心与家人的分离。
· 害怕周围分娩妈妈痛苦的呻吟或嚎叫。
· 害怕医务人员冷漠的面孔或语言刺激。
· 为胎宝宝性别烦恼，担心不如人所愿。
· 担心分娩后遗症。
· 担心胎宝宝出现意外。
· 担心自己无能力照顾宝宝。
· 担心自己产后无人照顾。
· 担心自己没有母乳，不能喂养宝宝。
· 对抚养宝宝和照顾自己月子的人缺乏信任。

……

④了解分娩时的生理和心理反应特点

分娩时生理反应特点表现为：血压升高、心率加快、呼吸增加、血糖升高、肌肉紧张等。

分娩时心理反应特点表现为：焦虑、恐惧、抑郁。适当的焦虑，可提高个体适应环境的能力，而过度焦虑则不利于适应环境，易导致子宫收缩乏力，也是增加手术助产和产后出血的一个可能因素。

不良的情绪反应可使痛欲（对疼痛的承受能力）下降，加重疼痛。疼痛-紧张-恐惧综合征，可使分娩妈妈进入恶性循环，致使产程延长，同时减少子宫血流，使胎宝宝缺氧。

应激状态的分娩妈妈心理承受能力下降，自我评价下降，容易缺乏自信。

由应激引起的强烈情绪反应，使准妈妈分娩的自控力降低或丧失。

准妈妈在了解了分娩时的生理和心理反应特点后，要积极克服消极心理，培养积极心理，以自信的心理和良好的情绪来面对即将到来的分娩。

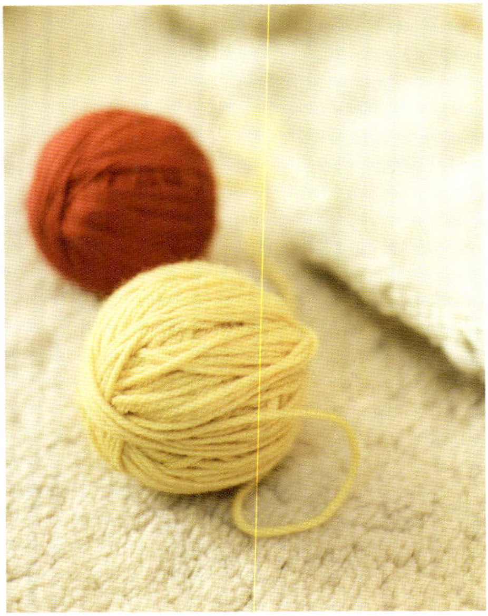

学习减轻分娩痛的方法

准妈妈焦虑、恐惧等不良的情绪反应可使痛欲下降，加重疼痛。而疼痛又加重焦虑、恐惧等情绪，形成恶性循环。所以，准妈妈应正确对待分娩痛，并学会减轻分娩痛的方法。

①增强分娩的信心，保持良好的情绪，可提高对疼痛的耐受性。

②想象及暗示：想象宫缩时宫口在慢慢开放，阴道在扩张，胎儿渐渐下降，同时自我暗示："很顺利，我很快就可以见到我的宝宝了。"

③学习有助于放松的方法：如肌肉松弛训练、深呼吸、温水浴、按摩、改变体位、坐分娩球。

④分散注意力：看产妇最喜欢的照片或图片，看书、看电视、听音乐、交谈。

⑤微弱宣泄：如借助于轻声哼、呻吟、叹气等减轻疼痛。

学会放松精神，减轻恐惧紧张心理

当神经极度紧张时可能会引起产程停滞，造成难产，分娩妈妈产后可能会发生因宫缩乏力而出现产后出血，出血多会影响身体恢复，贫血还会导致身体抵抗力下降，引发各种炎症。

其实，准妈妈知道，怀孕不是生病，分娩也不是极度痛苦的事，只要有良好的心理准备，大都能平安度过自然分娩这一关。

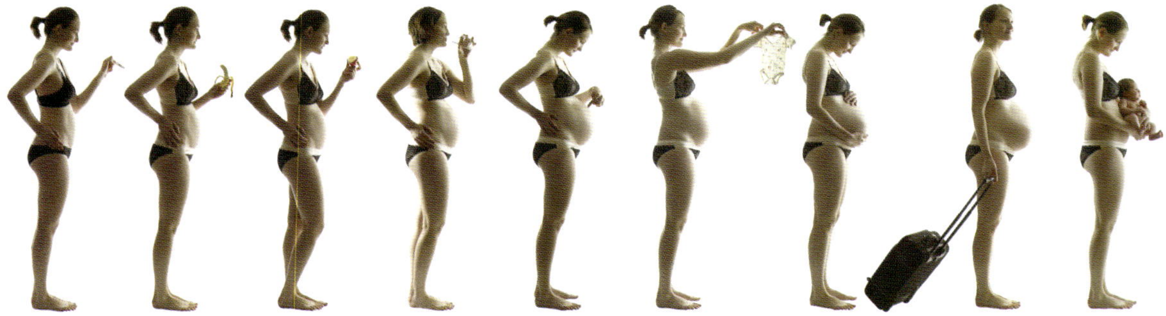

幸福妈妈分娩故事

01

信心——助我成功顺产

永远忘不了2012年3月15日宝宝出生的那一天，那是我最幸福的日子！也是最值得纪念和最难忘的日子！

虽然我是个80后，但对孕育知识知之甚少。怀宝宝后，我进入了孕妇课堂，听完了一系列关于顺产和抚养宝宝的知识课程。这些知识给我这个准妈妈提供了莫大的帮助。

孕期，为了照顾我，妈妈特意从外地来到北京，还总是说我年龄偏大，劝我剖了算了。尽管如此，对妈妈的话，我只是一笑了之，因为我记得席雪老师上课时说的一句话——只要生理条件满足，就要给自己和宝宝一次顺产的机会，也要相信自己能够承受这种疼痛！于是，我坚持试一试。

当过预产期还没有动静的时候，妈妈又着急了，天天在耳边跟我讲：剖了吧，手术很快，也不疼……可是，不管妈妈怎么说，我都不理不睬，反正我主意已定：自然分娩！过预产期5天，宝宝终于有动静了，记得那是周三的中午，我突然感到身下有些异样：见红了。我很欣喜，但没有慌乱，没有紧张，我很镇定！倒是妈妈乱了阵脚，急着让我去医院，可我还没有宫缩呢，记得孕妇课堂上讲，不需紧张，所以我和老公商量之后认为：还是顺其自然好。那一宿几乎没睡，凌晨三四点钟开始肚子有些不舒服，我看看表，十几分钟一次宫缩，5点钟把老公叫醒，6点多到了医院，接着就进了待产室……至此，我对顺产依然充满信心，尽管当时待产室的医生说我不要太乐观——宫缩不好、胎儿偏大（孕期食欲好），但我没有动摇。中午12点多，宫缩厉害了，慢慢肚子越来越疼了，把吃的饭都吐了出来，但我稍微舒服一点就坚持吃点东西，喝点水。下午3点多，估计是宫口开得比较顺利吧，医生给我破水，大概二十几分钟后，下午4点25分，终于听到了宝宝的哭声，成功顺产了一个3 750克的健康男宝宝！瞬间，成功的喜悦让我热泪盈眶！

在此，我想告诉每位准妈妈，一定要坚持自己的信心和信念，不要受外界因素的影响，当你真正体验之后，才明白做母亲真的很伟大、很幸福！

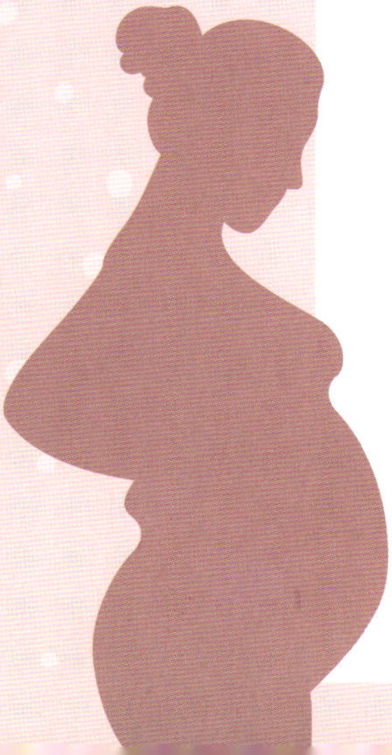

02 自然分娩生理准备

保证睡眠充足，适当运动

由于分娩时体力消耗较大，因此，准妈妈分娩前必须保持充分的睡眠时间，哪怕分娩前的午睡对分娩也是有利的。但准妈妈也不要整天卧床，因为只有胎宝宝的胎头入盆了，才能保证顺利分娩，所以，准妈妈要坚持做适合自己的、力所能及的运动，如饭后散步等，以协助胎宝宝顺利入盆。

提前安排好日常生活，丈夫尽量不安排出差和旅行

接近预产期的准妈妈应尽量不远行和外出旅行，丈夫也尽量避免安排出差，实在安排不开，夜间需有其他人陪伴，以免半夜突然临产或破水，并保持联系畅通。

临产前（孕36周后）禁性生活，避免早破水和产时感染

临产前（孕36周后）忌性生活，免得引起胎膜早破和产时感染。此外，由于性高潮易引起子宫收缩，有诱发早产的可能性。准妈妈的乳头上有很多末梢神经，孕37周前刺激乳头，容易引起宫缩，这也是导致早产的一个原因。所以，不要让丈夫刺激自己的乳头。

每天洗浴，保持清洁

准妈妈必须注意身体的清洁，由于产后不能马上洗澡，因此，住院分娩之前应洗澡，以保持身体的清洁，洗澡时间不宜过长。

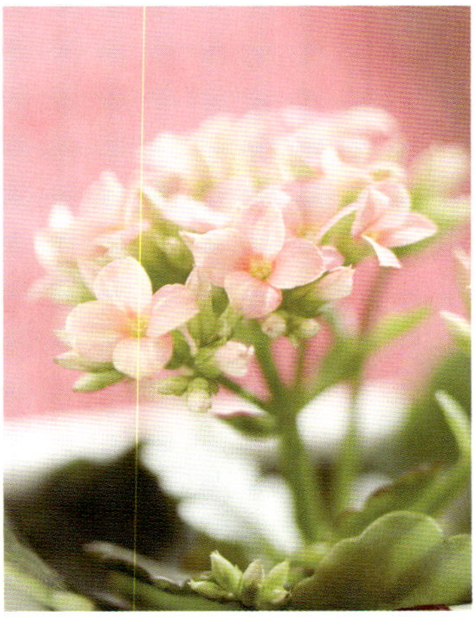

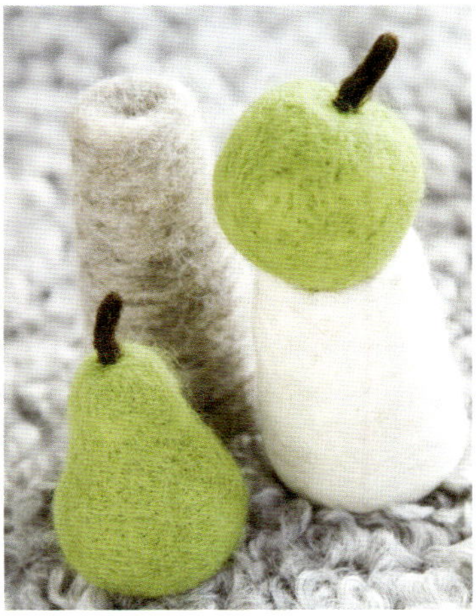

03 自然分娩物质准备

办理入院所需的证件

准妈妈需要准备的证件包括：挂号证（病历）、孕妇围产保健手册（母子健康档案-配图）、医保卡、献血证以及夫妻双方的身份证、钱款等。

分娩妈妈用品

盥洗用具：牙膏，牙刷，漱口杯，香皂，洗面奶，洗脸毛巾3条（分擦脸、擦身体和擦下身），擦洗乳房的小方巾2条，小脸盆，洗下身的盆。

衣物：棉内裤3条，哺乳胸罩、背心各2件，哺乳衬垫，便于观察、哺乳的前开口式喂奶衫，春秋季节需要准备3条衬裤，外面穿的长保暖外套1件，拖鞋1双，如果天冷加上棉袜2双。

食具：杯子、餐具、带弯的吸管等。

卫生清洁用品：产妇垫巾，特殊或加长加大的卫生巾、面巾纸、卫生纸等。

点心：在宫缩较弱的时候，可以吃一些自己喜欢吃的点心，补充体力，进产房时可备2块纯黑巧克力。

饮品：嗓子干燥时，可喝一些可以提供能量的饮品。因为要躺着喝，所以应使用带弯的吸管。

宝宝用品

宝宝内衣：纯棉、耐洗、宽大、穿脱方便的系带式单衣2套。

尿不湿、尿片、尿垫：选吸水性好的棉布制成的尿布（也可购买现成的纱布可洗尿片）或用大人穿旧的内衣裤，但事先要消毒；尿垫是放在宝宝屁屁下的，防止把小床尿湿。

纸尿裤：1包，月子里用NB（初生婴儿）码，不盖脐带；出了月子用S（小）码。

口水巾：3个月以内婴儿可用纱布或小毛巾代替围嘴。

帽子：2顶，厚、薄根据季节调整。

吸乳器：最好选择带奶瓶的吸奶器，初乳很珍贵，最好不要浪费。

婴儿床：木制，内设可拆卸摇篮、蚊帐；围栏高度要大于60厘米，防止宝宝较大时翻越摔伤；各活动连接处螺栓牢固，不易被摇晃导致松动脱落；在孩子出生前就准备好，放在通风处吹散油漆味道（最好没有涂抹油漆）。

床垫：为使宝宝的脊椎正常发育，不宜太软，稍硬一点的较好。

被子：被面和里子均为棉制，厚薄适中，大、中、小各1床。

垫被：2床以备换洗。

枕头：3个月以内可用毛巾垫在头下，3个月以后用适宜婴儿用的枕头。

洗浴用品：浴盆；浴巾2条，选择纯棉制品。这个可以一举多得，既可当浴巾，又能当盖被，抱宝宝出去时还能当抱毯。

水温计：不是必备，有吸盘式和漂浮式的，能显示温度。可酌情考虑。

婴儿洗护产品：包括沐浴液、洗发液、香皂、爽身粉、护臀霜、润肤油等。

婴儿洗衣液：也可用婴儿香皂给宝宝洗衣服。

婴儿用清洁棉棒：耳、鼻、肚脐（脱落后）护理用。脐带脱落前后的一段时间，应该用医院的医用消毒棉签和75%酒精消毒。

Chapter 2

临产有先兆，见红、宫缩、破水及时处理很重要

随着预产期的临近，准妈妈的身体会表现出一些即将分娩的征兆，但这只是临产先兆，而并非正式临产，不必急于去医院。所以，应该学会区分临产先兆与临产。

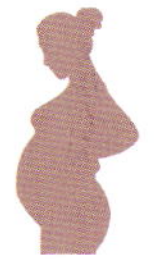

01 临产先兆

在正式分娩前两三周，胎宝宝开始为分娩做准备，胎儿头下降进入盆腔，压迫膀胱，准妈妈可能会出现尿频症状。

子宫底下降，腹部向前下部凸出些，准妈妈感觉上腹部舒适了很多。此时，有的准妈妈胎动较之前少些，有时有腰酸、腹部下坠并伴有轻微的疼痛。

阴道分泌物增加，这对初产妇来讲，预示胎头已入盆固定，即将临近分娩。

一般临产征兆包括见红、不规律宫缩、破水，三种并非同时存在。

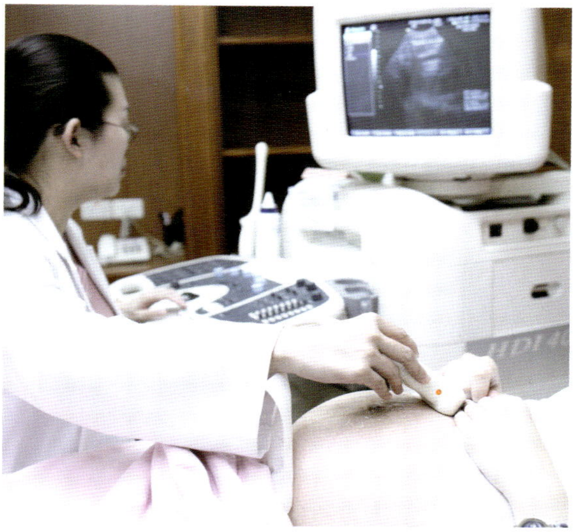

见红

见红，是阴道有少量血性分泌物排出，颜色暗红或粉红，量少，一般见红48～72小时会发动宫缩，但也有见红一星期也没有反应的。因此，见红不用紧张，但如果见红多于或等于月经量就应该去医院了。见红，是宝宝发给妈妈的分娩信号，不必慌张，此时准妈妈可以开始做分娩准备了。

不规律宫缩

宫缩的全称应为子宫收缩。从孕32周末开始，准妈妈往往会感到腹部一阵一阵地发紧变硬，这就表示子宫开始“收缩”了，但这并非是真正的子宫收缩，只是子宫比较敏感而已，称之为假性宫缩。

假性宫缩特点：每天只不过两三次，往往没有规律，有时准妈妈保持一个姿势时间比较长，变换姿势时就会感到腹部一阵变硬，偶然发生，而后马上又消逝；每次子宫硬的持续时间很短暂，强度也不大，没有痛感，但真正的分娩宫缩则不一样，所以准妈妈要加以辨别。

准妈妈孕37周即已进入分娩期，随时等待临产宫缩的到来。

临产前的宫缩与假性宫缩的区别在于有疼痛感觉，同时伴有腰酸、下坠。随着时间的进展，宫缩开始是不规则的，强度也较弱，可能20分钟、30分钟或40分钟感觉腰酸，下腹部坠胀感，腹部发紧、发硬，有轻微的腹痛，然后逐渐变得有规律、强度越来越强，逐渐过渡到临产。

破水

破水是指环绕在胎宝宝周围充满液体的羊膜破裂，于是囊内液体突然涌出。但因为孕末期胎头已经进入骨盆腔，只有少量前羊水从产道流出，所以，经常是羊水一股一股地流出来。如果准妈妈出现了破水，即使没有任何宫缩、没有见红也要立即去医院，因为羊膜破裂后宫腔与外界相通，会有感染的危险。

02 临产

临产时会出现规律的子宫收缩，五六分钟一次宫缩，持续25～30秒，并伴随着胎头下降、宫颈消失、宫口扩张。此时，无论是否有见红、破水，都应该去医院待产。

临产后，宫口开1指多或2指就可以进产房待产了。

03 学会处理胎膜早破

判断胎膜早破的方法

胎膜早破，是指准妈妈在临产前胎膜破裂，羊水流出的现象，这也是比较常见的情况。

发生胎膜早破时，很多准妈妈常以为是自己小便尿湿了内裤，并不知道是胎膜早破。

尽快确定胎膜早破是非常重要的，可以避免细菌沿着阴道上行到子宫里感染胎宝宝，避免发生脐带脱垂、早产等并发症。

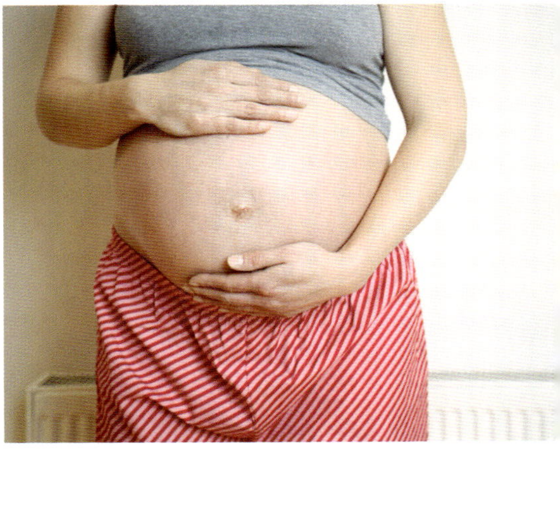

判断胎膜早破最简便的方法是，准妈妈用特定的化学试纸测试，如果是胎膜早破，羊水会使橘黄色的试纸变成深绿色。自己判断不清时最好去医院。

胎膜早破注意事项：正常的羊水应该是清亮的，应该记录破水时间。

提前破水立即躺下

一旦发生胎膜早破，准妈妈及家人不要慌张，胎位不正或头浮时要让准妈妈立即躺下，不要起身，并将准妈妈臀部抬高，以防胎宝宝的脐带脱垂；同时，让准妈妈在外阴垫上一片干净的卫生巾，注意保持外阴的清洁；随后，不管是否到预产期、有没有子宫收缩，拔打120，立即把准妈妈送往医院就诊。

自我预防胎膜早破

坚持定期进行产前检查，有特殊情况随时去医院。

孕中晚期不要进行剧烈活动：准妈妈孕中晚期要注意锻炼强度，不要过于剧烈，应量力而行；生活和工作都不宜过于劳累，走路要当心，以免摔倒。

孕晚期尽量减少性生活：特别是怀孕最后1个月禁止性生活，以免刺激子宫造成胎膜早破。

04 孕晚期出血要警惕早产

孕中晚期突然出血要尽快去医院

孕中晚期，如果发生某些出血现象，准妈妈要立即就诊。此时出血有两种可能:一是胎盘早剥引起的出血，同时伴有腹痛，常有外伤史，需要急诊手术，比较少见；二是前置胎盘引起的出血，通常是无痛性出血，但前置胎盘在产前检查时是可以通过B超检查出来的，前置胎盘分完全性前置胎盘（胎盘将宫颈口完全覆盖）、部分性前置胎盘（胎盘将宫颈口部分覆盖）、边缘性前置胎盘（胎盘在宫颈口边缘），前置胎盘往往不能自然分娩。

妊娠末期的剧烈性交可能会造成阴道出血、胎膜早破，易引发子宫收缩，应立即到医院就诊；有些时候由于外阴部或阴道内的静脉瘤破裂，也会大量出血，这时应加以止血，然后急诊治疗。

孕晚期少量出血可能早产

临近预产期时，由于子宫颈管短缩或软化所产生的子宫黏液栓脱落或卵膜与子宫壁摩擦而产生少量出血是分娩开始的征兆，一般情况下不必惊慌。但上述的情况如果发生在妊娠37周以前的话，一定要去医院就诊治疗。

除了阴道流血或点滴出血，如果准妈妈孕晚期（37周以前）出现以下任何症状，也有可能是早产：阴道分泌物增多，或分泌物性状发生改变，性状改变指分泌物变成水样、黏液状或带血色（即使仅仅是粉红色或淡淡的血迹）；腹部疼痛，类似月经期样的痛，或者1小时内宫缩超过4次（即使是宫缩时没有疼）；盆底部位有逐渐增加的压迫感；腰背部疼痛，特别是在以前没有腰背部疼痛史的情况下。一旦发现早产征兆，准妈妈不要紧张，先放松心情，如深呼吸、听音乐、卧床观察与休息、左侧卧、补充水分。若有见红及破水现象，须立刻就医。

若使用以上方法经过30分钟都无法改善的话，应立刻到附近医院就诊，以便及早提供最完善的检查、进行保胎治疗及处理，缓解早产危机。

Chapter ❸

宝贝将到，五种体位加速产程减轻分娩痛

01 分娩体位与产程

分娩过程是需要一定时间的，因为宝宝必须在子宫收缩的作用下一步一步、一点一点通过妈妈的骨产道和软产道，这是一个自然的生理过程，绝大多数妈妈和宝宝都能成功顺利分娩。

妈妈的骨产道虽然只有10余厘米，却是不规则的，是一个近似漏斗状的“管道”，而在这个短小的管道里有三个形状不一样的平面，因此，宝宝必须做一系列适应性的、被动的转动来适应妈妈产道的形态。宝宝在完成这些转动时，并不是主动的，而是完全由妈妈的宫缩力和产道阻力所产生的合力促使宝宝完成旋转动作。因此，分娩时待产妈妈可以变换一些体位，帮助宝宝旋转，可以加速产程，有利于减轻产痛。

02 加速产程的体位

在整个分娩的过程中，分娩妈妈不可能始终保持着一种姿势。分娩妈妈待产时采取以下姿势，可以加速产程。

行走或站立

待产过程中，准妈妈可以采用行走或直立的体位，利用地心引力使胎宝宝头部下降进入盆腔，还可以使准妈妈体内能分泌出更多的、天然的内啡呔物质。它能起到类似吗啡的镇痛作用，既可减少疼痛感，又可以产生更有效的宫缩，有助于缩短产程。

在墙边或床边站立：如果在床边，可以利用床边的栏杆或床作为支撑，如果准妈妈背痛，还可以让陪产者按摩背部。

宫缩期间走动：有的准妈妈宫缩时感觉走动似乎轻松些，陪产者可以扶着准妈妈的手，使之得到依靠。宫缩开始时，准妈妈面对陪产者，弯曲膝部，用手抱住陪产者的脖子，将头放在他的肩膀上，让他支持准妈妈的体重，然后准妈妈像跳舞那样摆动臀部，可以促使自己平静；另一种方法是将背靠在陪产者身上，让他用双手抱着自己的腹部，采取这种姿势时，准妈妈也可以摆动臀部。

坐姿：坐椅子或分娩球上

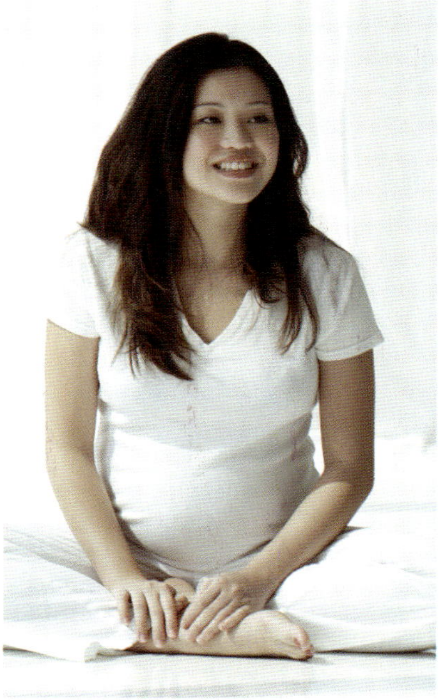

坐姿就是指准妈妈坐在床上、椅子上，也可以利用重力下降，促使胎宝宝头部进入盆腔，但作用没有站着那么大。如果坐在分娩球上，借助球的弹性上下颤抖，加速产程效果则最佳。坐姿体位对大部分准妈妈来说，也比较舒服，同时还不影响应用胎儿监护仪。

坐在摇椅上摆动：这个姿势尤其让人平静，如果有背疼，可以跨坐着或坐在椅子边或床边，向前倾斜，同时可以让陪产者按摩下背部。

盘腿对脚坐：保持后背腰部挺直，两脚掌合上，将足跟向内侧靠近臀部，同时缓慢降低两膝。这可以拉伸大腿与骨盆的肌肉，可以改善分娩时的体位，保持骨盆柔韧性，增强下身的血液循环。如果比较难完成这个姿势，可以依靠着墙来支撑后背，也可盘腿而坐，但要尽量保持后背挺直。

蹲姿：蹲在床上或地上

蹲姿是指准妈妈采用半蹲的姿势，蹲在床上或地上，并由陪产者搀扶。准妈妈可完全蹲下，但陪产者也须以跪姿协助支撑。

蹲在床上：当准妈妈从平卧位改为蹲姿，骨产道宽度最大，骨产道横断面的面积可相对增加，蹲位时出口前后径也可适当增大些，可以加速产程，有利于分娩，而且，还可以改善胎宝宝的血液循环，减轻胎宝宝在分娩过程中缺氧的程度。

跪姿：跪床上、椅子上或垫子上

跪姿就是指准妈妈将手放在床上、椅子上或垫子上，两腿分开。这样的体位可以促进胎头的下降和转动；陪产者可以在准妈妈疼痛部位做按摩。

跪在床上：准妈妈跪在床上时，升高床头，将上身靠在升高的部位，用枕头依靠。

面对椅子呈跪姿或靠在分娩球上：如果准妈妈不在床上，可以面对椅子跪着，椅子上放个枕头，上身趴扶在椅面的枕头上；还可以呈坐姿背靠在分娩球上。

跪姿上下左右摇摆骨盆：准妈妈采取跪姿体位时，还可以摆动骨盆。用双手和双膝支撑身体，头和躯干在同一水平线；保持该姿势数秒钟，轻轻前后左右摇摆臀背部；放松腹部和背部，身体后移，坐在足跟部稍事休息，可以重复上述动作。这个动作可以加强腰部肌肉，帮助减轻顺产分娩时的背痛。坐在分娩球上也可以上下起伏、左右摇摆，既可以减轻分娩痛带来的不适，又可以促使胎头下降，加速产程。

卧姿：左或右侧卧

卧姿就是指左或右的侧卧位，即侧向躺着，蜷缩背部，丈夫可以帮忙把准妈妈的一只脚抬起。

对因为某种原因不能保持上身直立位的分娩妈妈来说，侧卧是一种比较舒服的姿势。在较长时间的分娩中，准妈妈可以将枕头放在头部、腹部和两腿间。侧卧不会限制胎儿监护或其他干预措施的使用，尤其对正在进行高血压治疗的准妈妈，可以采取这种体位。

Chapter 4

还原产程123，帮你克服分娩恐惧心理

分娩是一个过程，从强而有力的宫缩开始到宫颈管消失、宫颈扩张直至胎宝宝沿产道离开母体为止。产程长短与很多因素有关，如胎宝宝大小、胎位、准妈妈是否有过阴道分娩史、准妈妈的宫颈条件、产力、年龄等。宫缩好也就是产力好的准妈妈产程进展会比较快些，而有的准妈妈宫缩较弱且间隔时间长，往往需要采取相关措施加强产力，比如催产素点滴，也有的准妈妈破水后宫缩逐渐增强进入分娩状态。

一般来说，第一产程平均10～12小时；第二产程大多1～2小时；第三产程最短，多数准妈妈5～15分钟结束，不超过30分钟；第四产程是指从宝宝第一声啼哭至妈妈出产房的时间，需要产后观察的2小时。

虽然有个体差异，但分娩一般可分以下4个阶段。

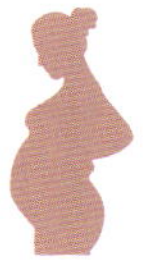

01 第一产程（宫口扩张期）

第一产程是从规律宫缩开始算起至子宫口完全张开的阶段。

第一产程的主要变化是在子宫收缩的作用下，宫颈口逐渐开大扩张，最后开大到直径10厘米左右，也就是宝宝的头有多大，子宫口就开多大。由此可见，胎宝宝不要太大。

这一时期开始的标志是，每间隔5分钟左右出现的规律性子宫收缩，大约持续25～30秒；以后稳定为每2～3分钟收缩1次，每次持续40～50秒。

第一产程又分潜伏期、活跃期，宫口开大3厘米前称潜伏期，此时宫缩痛不是很厉害，多数准妈妈都可以轻松应对；宫口开大4厘米后称活跃期，也叫加速期，

进入加速期后，准妈妈的宫缩开始频繁，疼痛加剧，会有痛苦面容，但产程进展速度也会加快。

初产准妈妈需8～10小时，经产准妈妈会快些。

当宫颈口扩大到最大限度时，准妈妈会有明显的排便感，第一产程宣告结束，准妈妈即进入第二产程。有的准妈妈是在产程进行时才“破水”。

02 第二产程（胎儿娩出期）

第二产程是从宫颈开大约10厘米到准妈妈把胎宝宝娩出的阶段。

这一阶段准妈妈感到一种急迫感，迫使向下用力使胎宝宝娩出阴道。一般第二产程大约持续1小时，但也有个别准妈妈可达2～3小时。如果配合好，多数准妈妈都能在1小时左右完成分娩。

由于胎头已经下降至骨盆最底部压迫直肠，准妈妈有排便的感觉，反射性迸气并向下用力，每次宫缩可用力2～3次，胎宝宝娩出后会有少量血液及羊水涌出。

03 第三产程（胎盘娩出期）

第三产程是从宝宝出生开始到胎盘娩出阴道的阶段。

宝宝娩出后，宫缩稍有缓解，妈妈也不会有疼痛感觉了，在宫缩的作用下，胎盘与子宫壁分开剥离下来。一般情况下，在宝宝娩出后5～15分钟胎盘会自动剥离，不超过30分钟，胎盘自子宫娩出时会有少量出血。

04 第四产程（产后观察期）

从宝宝娩出后至出产房，妈妈需要产后观察2小时。

Chapter 5

与医生积极配合，是顺利分娩的关键

01 第一产程配合：调整呼吸，保持放松

第一产程的心理配合

保持精神平静、放松，避免紧张、恐惧、焦虑心理。可以听音乐、看连续剧、看可爱宝宝的图片；有宫缩的时候尽量不去想宫缩，眼睛注视一个固定点调整呼吸，分散注意力，可以减轻产痛。

提醒自己，待产时要保证进食进水，以补充体力消耗，比如可以喝牛奶、酸奶或可以提供能量的饮料等。

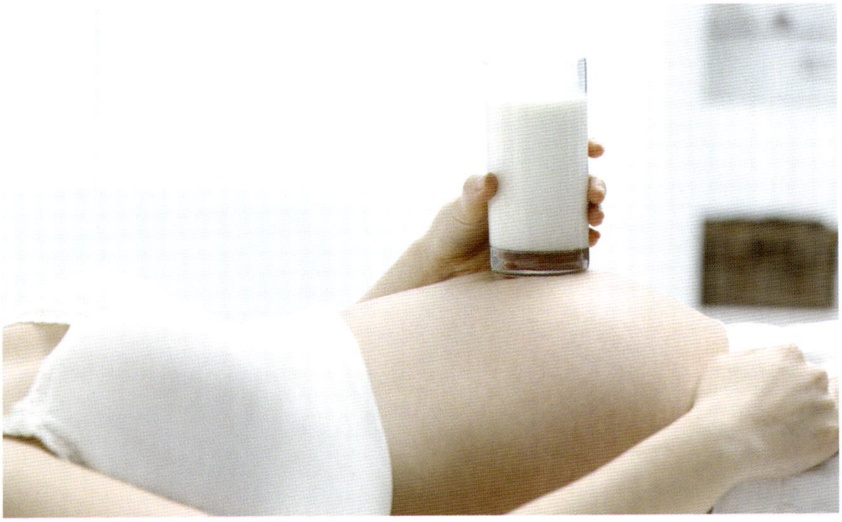

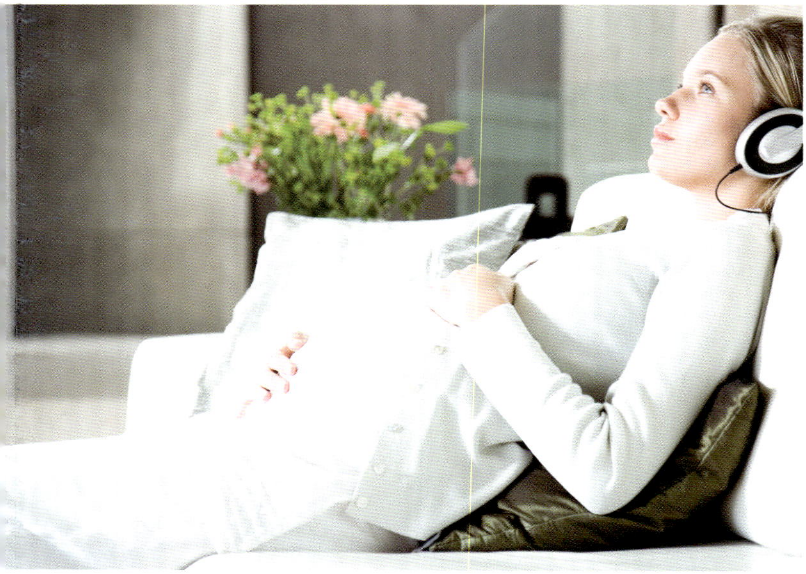

及时排空膀胱，大概2小时排一次小便，不要等有感觉了再去排尿，以免过度充盈的膀胱阻碍胎儿头下降，影响产程进展。

多变换体位，保持上身直立位，减轻产痛，加快产程。

可以通过自我暗示法减轻疼痛。

有宫缩时，妈妈可以和腹中的宝宝说话，以分散注意力。

用呼吸减痛方法调整呼吸，缓解宫缩痛，避免过度换气，掌握鼻吸口呼的原则。

第一产程的呼吸配合

第一产程的呼吸配合分三个阶段：初步阶段、加速阶段、转变阶段，不同阶段运用不同的呼吸方法。所有呼吸方法都是与宫缩相互协调开始的。详细呼吸方法见Part 4。

02 第二产程配合：找到最佳姿势，听助产士口令呼吸

宫口开全后，胎儿头已经下降至骨盆最底部，压迫直肠，从而会产生强烈的排便感。

恭喜你！你很快要做妈妈了！此时，你已经进入第二产程，应该上产床准备分娩，很快就要与宝宝见面了！

第二产程一般不超过2小时，但产程的长短更多取决于准妈妈是否会用力气，这也是产前必修课！

第二产程分娩姿势配合

在医生指导下找到最佳分娩姿势，双腿分开，双手握住产床两侧的把手。

第二产程的呼吸配合

①宫缩时吸气

宫缩出现时，张大口深吸一口气，气吸的越深、越足，憋的时间就越久，随后憋住气；下颌靠近胸部，眼看肚脐；同时向肛门处用力，如同解干大便一样用力，每次用力持续20～30秒，然后张口吐气，马上换气，再深吸一口气，如此循环往复，直到收缩结束。一阵宫缩用2～3次力，宫缩就会过去。

②哈气

宫缩过去之后，妈妈休息，喝点水，吃点东西，擦去汗水，2分钟后马上又会来宫缩。在妈妈和宝宝的共同努力下，宝宝的头渐渐会暴露出来，在助产士的帮助和保护下，宝宝头的暴露面积会越来越大，当宝宝的头娩出约2/3时，助产士会发出口令：“不要用力了，张嘴哈气。”妈妈要很快反应，像跑累一样，做出张嘴“哈……哈……”哈气的动作。哈气的目的是使胎儿头缓慢娩出，减轻软产道的裂伤。

随后，妈妈就会听到宝宝的第一声啼哭，妈妈和宝宝终于努力成功了。

温馨提示： 如果妈妈预留脐带血，应该在孕期就做好准备，签订储存协议，携带储血袋进入产房并向助产士说明，当宝宝娩出后断脐，随即就由另外一名助产士按要求采集脐带血，与此同时，胎盘已经开始剥离，因此采集脐带血对妈妈和宝宝来说都是安全的。采集脐带血只有一次机会，因此要提早准备。

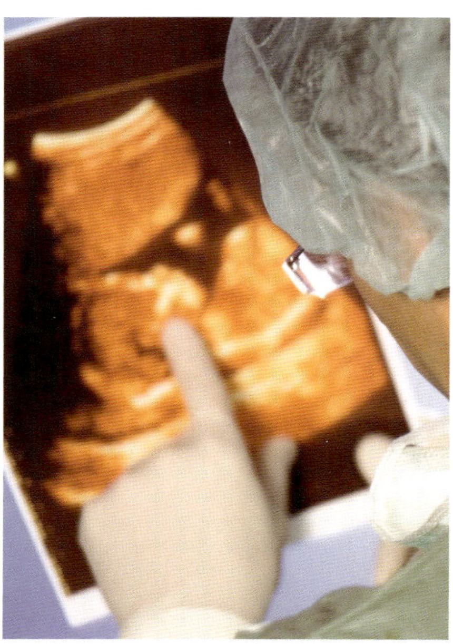

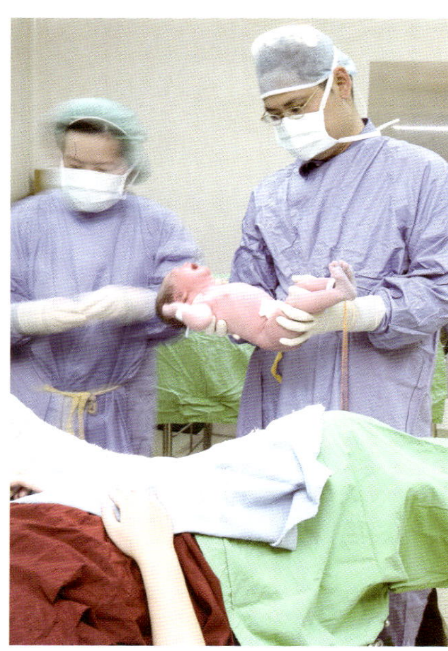

03 第三产程：保持平稳姿势，娩出胎盘

一般宝宝娩出5～15分钟胎盘自动剥离。胎盘娩出后助产士会检查胎盘、胎膜的完整性。如果妈妈希望把胎盘带回家可以向医生说明。

此时妈妈应该继续保持分娩姿势，助产士会检查产道、缝合伤口；辅助接生的助产士为产后妈妈做乳房护理，再为宝宝测量完身长、体重并初步护理后抱到妈妈身边，进行“早吸吮、早开奶、早接触”。

04 第四产程：安静休息，等待观察

胎儿娩出后分娩妈妈需在产房观察2小时，主要观察妈妈一般精神状况、血压、脉搏、呼吸、宫缩及阴道出血、伤口情况等。

没有特殊情况宝宝会一直陪伴在妈妈身边，2小时后共同回到病房休息。

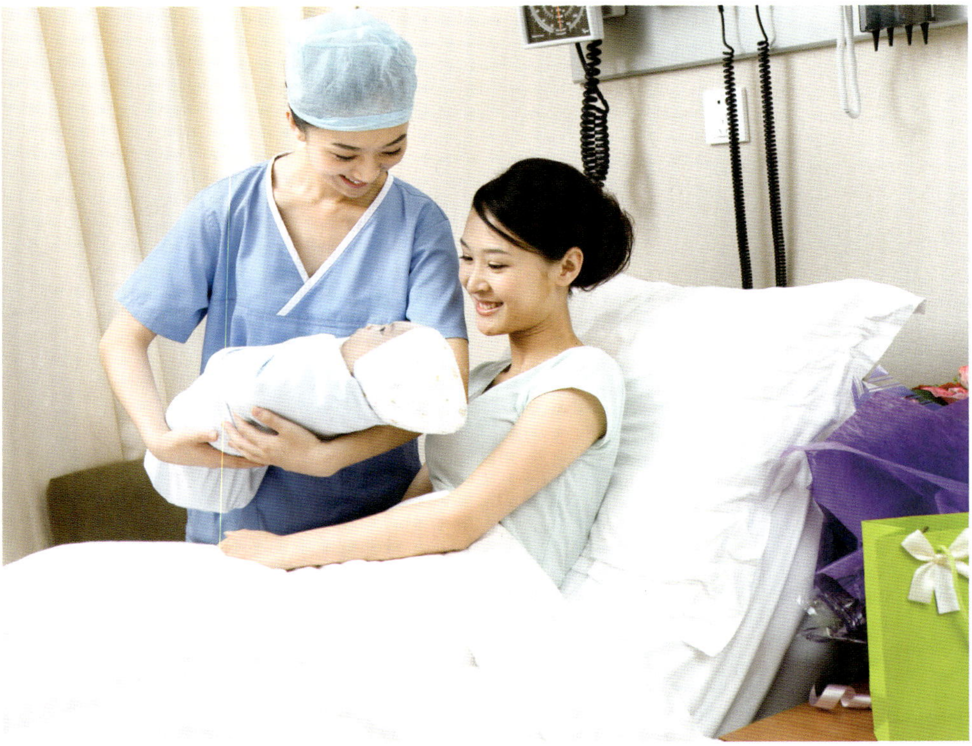

顺产并不可怕！一起加油！

到了预产期这天宝宝还没动静，尽管听了课，但心里还是有些不放心。预产期过了3天，见红了，很少的黏液状褐色分泌物，记得听课时老师说：一般见红两三天可能才会临产，等宫缩规律了再去医院都来得及，所以我和老公都没急，吃饱饭休息，还抽空洗了个澡，我跟老公说：宝宝没准夜里就会发动了呢，结果一夜无状况。

第2天，开始有了不规律宫缩，有时1小时疼一次，有时十几分钟疼一次。老公沉不住气，要带我去医院，我说再等等，去也不一定能住院。

第3天，凌晨12点宫缩10分钟一次，不是很痛。因为见红好几天了还没规律阵痛，所以一早就跟老公去了医院，医生说：宫口还没开。因为过了预产期，就开了住院单，办理了住院手续。

第4天凌晨1点，宫缩频繁了，但没觉得很疼，护士说才开1指，等疼厉害了再叫她。3点，护士说开3指了，收拾东西进产房。后来，宫缩慢慢开始频繁了，疼的时候我没有慌乱，还比较清醒，运用课上老师讲的呼吸法和肌肉放松法，确实很管用，感觉能缓解疼痛。4点时，医生帮我破了水。快5点的时候医生检查开4指，羊水有点黄。叫来了产科主任，摸摸胎位，说头有点高，自己生可能困难些，如果短时间内不生，可就要剖宫产了。可我还是想试试自己生，毕竟从一开始我就想顺产，后来听了老师的课更坚定了我顺产的信念，所以，一定要坚持。

后来，宫缩开始3～4分钟一次，每次疼的时候我就用呼吸法和分散注意力法。时间不知不觉地过去了，7点多医生来检查说不错呀，都开8～9指了，过一会儿就能生了，我一听可高兴了。8点钟一过，助产士和导乐师一起帮我，我还一直担心宝宝大肯定要侧切呢，导乐师鼓励我说，按我们说的做，争取不给你侧切，我就随着导乐师的指导，使劲、放松、呼吸，几阵宫缩后，很快感觉一股热流涌出来了，呵呵，终于听到宝宝响亮的哭声了。助产士给宝宝清洗后，告诉我说："男孩，3 900克，是个胖小子。"没想到，分娩是如此的顺利，居然没有侧切，我也挺佩服自己的，当然也要感谢宝宝的努力！

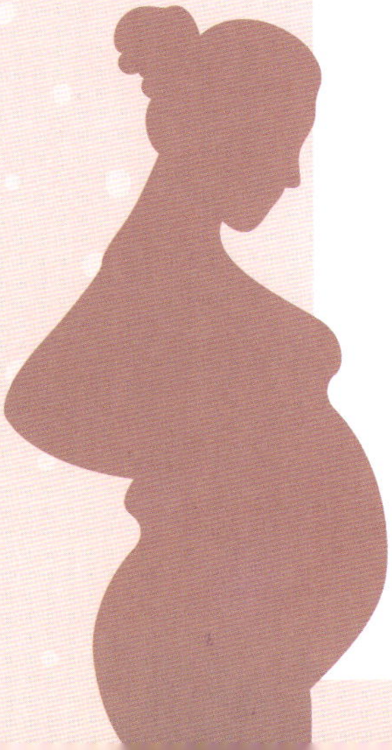

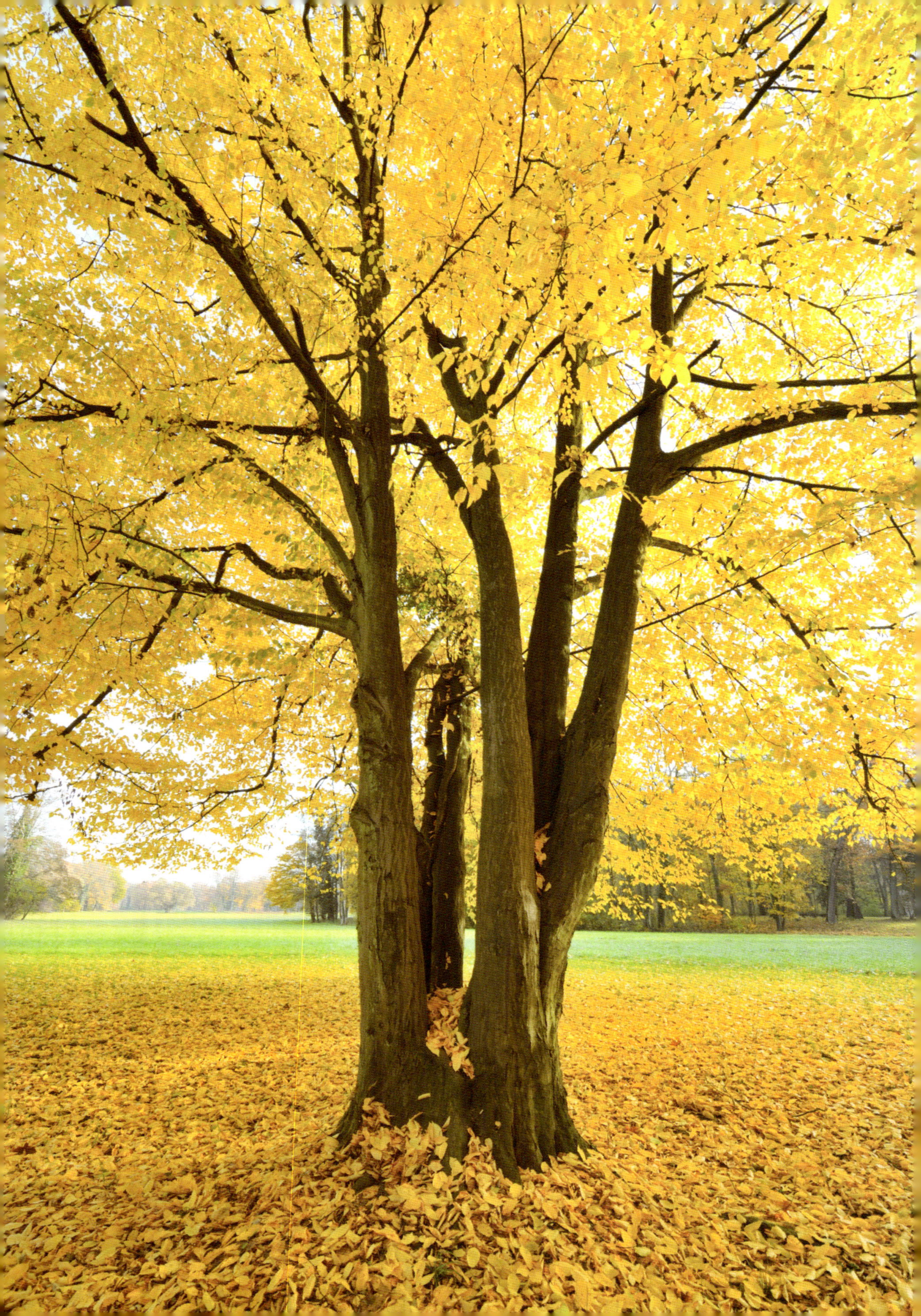

Part 3

幸福“孕”动操，为自然分娩热身

Chapter ❶

每天10分钟，随时随地做运动

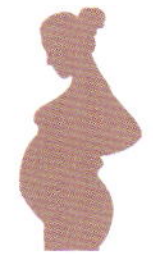

01 孕期运动的重要性

很多准妈妈一怀孕就不敢运动了，小心翼翼，生怕会流产。其实，这种担心完全没有必要。

俗话说，生命在于运动，对准妈妈来说，孕期适度运动格外重要。如果不参加体育运动，或活动量太小，对母婴的健康都是不利的。比如，活动太少会使胃肠的蠕动减慢，从而引起食欲不振、消化不良、便秘等，对胎宝宝的发育不利，甚至可能造成难产；而准妈妈进行适度的运动，既能消耗多余脂肪，维持理想的体重，也使生产时较为顺利，有助于自然分娩。因此，建议准妈妈适当参加体育运动，避免过度休息。

适度运动让准妈妈心情愉悦

孕期进行适度的锻炼，可以使准妈妈体内的血液循环加快，提高血液中氧的含量，增强准妈妈的心肺功能，消除身体的疲劳和不适。如果配上自己喜欢的音乐，还会使准妈妈精神焕发、精力充沛、心情愉悦，保证整个孕育过程中既有健康的体魄又可以开心快乐。科学的运动还可以减缓怀孕期间出现的腰酸背痛、脚痛、下肢浮肿、心慌气短、呼吸困难等症状。尤其是孕中晚期，适当的下肢运动可以缓解下肢浮肿带来的不适；可以加强准妈妈的肠蠕动，促进准妈妈消化、吸收功能，减少便秘的发生；可以适当控制体重增长，降低妊娠期高血压综合征、妊娠期糖尿病的风险，减少孕期并发症。孕妈妈可以通过强化背部、臀部和大腿肌肉的锻炼，帮助减轻身体负荷，使四肢伸展自如，预防与缓解孕期和产后的身体不适；还可以锻炼腹肌，配合皮肤护理，增强腹壁皮肤弹性，减轻妊娠纹的发生。如果准妈妈在妊娠期间睡眠出现了问题，锻炼还可以调节、消除准妈妈的紧张和不安，使准妈妈心情愉悦，预防孕期及产后抑郁症的发生。

适度运动保证胎宝宝发育健康

准妈妈通过运动，可促进胎盘血液循环，能保证供给胎宝宝充足氧气和养分，从而促进胎儿生长发育，为胎儿的成长提供良好的物质基础。既促进准妈妈及胎宝宝的新陈代谢，又增强了准妈妈的体质，间接增强胎宝宝的免疫力。准妈妈的运动带着腹中的胎宝宝在羊水里游来游去，能刺激胎宝宝的大脑、感觉器官、平衡器官以及胎宝宝身体各个系统的发育。准妈妈坚持做孕期体操，还可以把音乐胎教和运动胎教有机结合起来，对宝宝的早期发展非常有利。

适度运动有利于自然分娩

准妈妈孕期运动，能使全身的肌肉血液循环得到改善，肌肉组织的营养增加，使肌肉储备较大的力量，能防止因腹壁松弛造成的胎位不正和难产，可以改善准妈妈心脏的承受能力。有力量的腹肌、腰背肌和盆底肌还有利于自然分娩，为日后顺利分娩创造了有利条件。适度运动能提高准妈妈的健康意识，增强对身体的控制能力，使其在分娩中能更好地调动身体机能，让分娩进行得更顺利。加强腿部肌肉、盆底组织及韧带的锻炼，可缩短产程，减少、减轻软产道裂伤，利于自然分娩。坚持做缩肛运动，可预防孕末期及产后尿失禁。孕期运动能减少准妈妈身体多余脂肪堆积、避免肥胖、保持肌肉与皮肤组织的弹性，有助于缩短产后身体恢复进程。

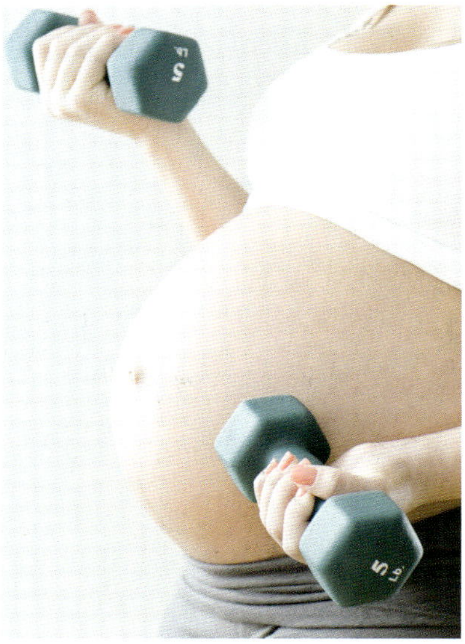

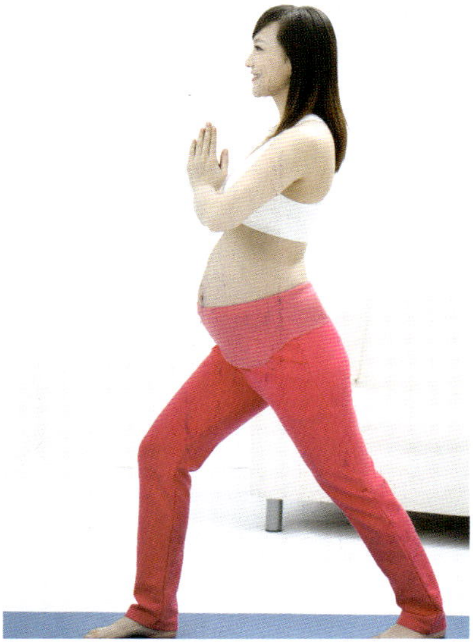

02 孕期运动的基本原则、须知和注意事项

由于准妈妈怀有身孕，所以孕期运动不同于一般的体育锻炼，需要遵循安全、适度的基本原则。

孕期运动原则——安全

准妈妈进行运动，首要的原则就是安全。如果不掌握相关的安全原则，不仅达不到运动锻炼的预期目标，还可能给准妈妈及腹中的胎宝宝带来伤害。所以，孕妈妈进行运动之前，必须要了解一些安全原则、安全知识。

①需要监测心率

准妈妈运动量要以心率来决定运动强度。一般简便易行的方法是用说话测试。即如果发现自己在锻炼过程中不能正常说话，则说明心率过速，活动过量了。有氧运动每次以20分钟为宜，低强度的活动（如散步）一般以60分钟为宜。

因为每个人的运动基础不一样，所以，运动时间仅供参考。

辅助工具：孕妈妈计步器。

②注意运动姿势的安全

站立姿势运动时的安全：保持直立；保持膝盖的柔软，同时不要过度后倾；颈部伸直，同时收缩下巴；保持正常地呼吸。

弯曲膝盖运动时的安全：要确保膝盖是在脚趾的正上方，避免使膝盖和脚踝的韧带受伤。

躯体平躺运动时的安全：腿部要放松，脚掌平贴于地面，腰背部要平坦放在地面。大孕周的妈妈要注意，平躺时间不要过久，起身时先侧身侧躺片刻后再缓慢起身，避免引起眩晕、体位性休克。个别孕妈妈到孕末期可能产生坐骨神经和骶尾关节的压迫症状，一定要量力而行，避免症状加重。

头部与颈部运动时的安全：要维持运动的缓慢与平顺，以免拉伤颈部。

③注意保持运动时合适的温度

运动过程中，室内温度适宜，避免出汗过多，水分流失过多。

温馨提示： 刚开始时运动量和运动幅度都不要太大，要遵循循序渐进、量力而行的原则，然后随着自己体力的增强适当加量，以不累不痛为原则。准妈妈在孕期的不同阶段可以选择运动量大小不等的运动方式，比如做孕妇操、孕妇瑜伽、户外散步和适度游泳等。

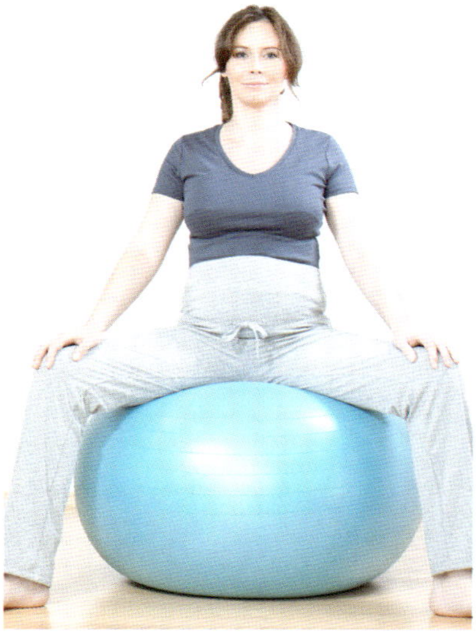 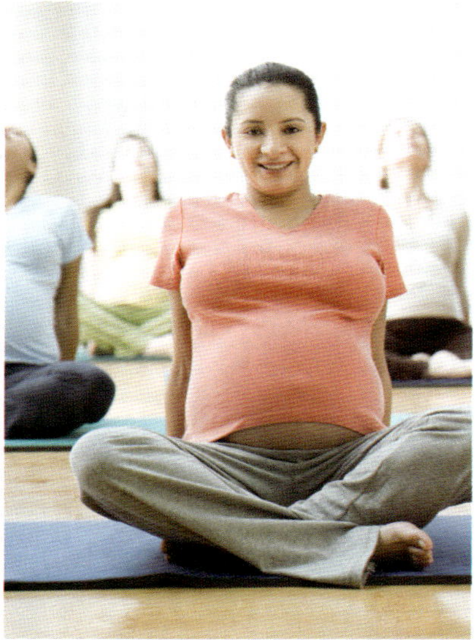

④注意保持运动量的适度

如果准妈妈在怀孕前就经常保持锻炼，那只需要对自己原来的锻炼强度稍加调整即可，比如不要太累，继续做些安全的、适合自己的项目。

孕期运动须知

运动前应向医生咨询，了解自己的产检状况，选择适合自己的运动。

坚持有规律锻炼（每周3～5次），而不是三天打鱼两天晒网。

避免有可能令自己失去平衡的练习或运动，如骑马、在山地骑自行车。即使准妈妈在平时这些运动都做得很好，也要牢记怀孕时的激素分泌会使得盆骨的连接处和韧带松弛，使得自己更轻易扭伤和跌倒。

天气酷热、潮湿环境下或发烧生病的时候就应停止锻炼。

忌在海拔高的地方运动（超过6 000米），这会让胎宝宝无法获得足够的氧气。

怀孕早期（3个月之内）是胚胎植入孕妈妈的子宫腔以及胚胎发育的关键期，此期不适宜做过多的运动，日常生活散步就可以满足。

如果准妈妈有心脏病、妊娠期高血压综合征，或患有肾脏泌尿系统的疾病，曾经有过流产史、保胎史、双胎、多胎、有产科并发症（先兆早产、前置胎盘）等，都不适宜做孕期运动。

怀孕后期运动尤其要注意安全，不要尝试做剧烈运动，避免任何有损伤腹部危险的运动，以防止早产等症状发生。

孕期运动过程中避免腹肌用力，尽量减少单腿运动，以保持身体平衡，维持身体稳定性。

孕期运动中的注意事项

运动时应穿着宽松的服装，运动时最好选择木质地面或铺有地垫的地方，安全系数会更大些。穿合脚的平底鞋，如果下水游泳，应穿孕妇适宜的游泳衣。

保持运动场所空气新鲜、流通。

应在运动前、运动中和运动后适当饮水，及时补充因运动出汗流失的水分，以防脱水。

不要空腹也不要饱腹运动。假如空腹，体内可能产生酮体，而酮体对胎宝宝的发育是有害的，而且准妈妈在怀孕时，每天需要消耗很多热量，所以，准妈妈应特别留意自己的饮食健康。最好餐后60分钟再开始运动，之前不要吃得过饱，运动前15～30分钟吃些零食、喝点奶，运动前排空膀胱。

运动时应慢慢开始，缓和进行，每次锻炼要有几分钟的热身、放松练习，例如慢走。边运动边配合均匀的呼吸，避免运动过分激烈，要时不时地停下来休息一下。运动中如果感到不舒服，气短和劳累应休息一下，感觉好转后再继续运动。运动中或运动后出现腹部不适或阴道出血应立即停止，并及时到医院就诊。注意保暖，以免着凉。运动后可以以淋浴的方式让自己放松，不宜盆浴。

洗头时如果自己不方便，可以请家人帮忙清洗。

运动终止也要逐渐放缓，做些伸展放松运动，但是伸展要适度，最后慢慢平静地结束，运动后不要忽然从地板上起来，这样容易导致因体位改变而眩晕。

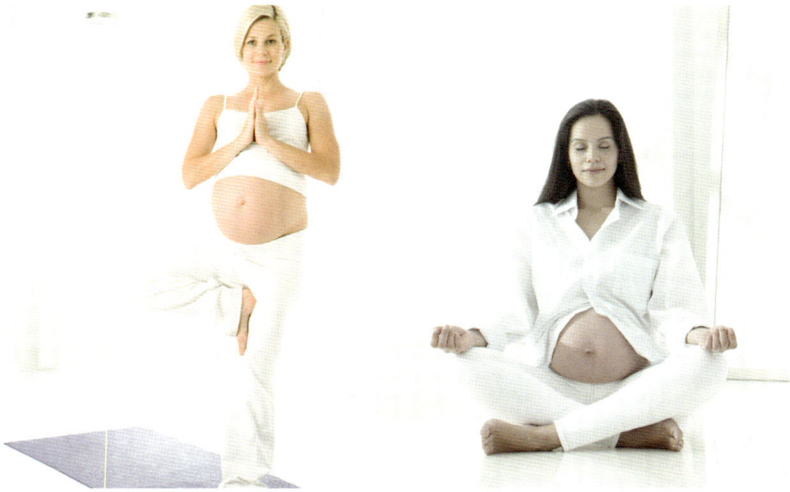

03

不同孕期运动项目的选择

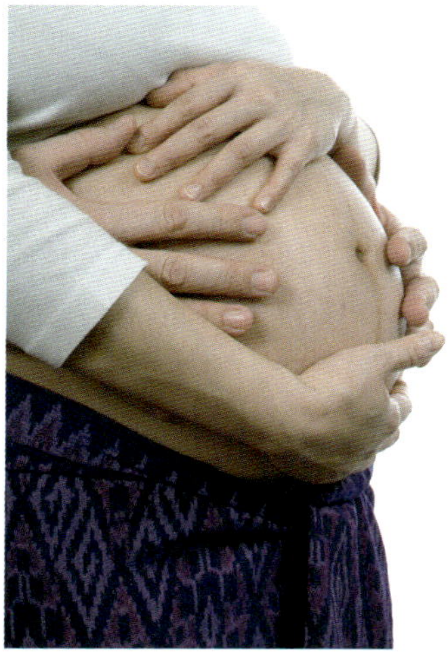

孕早期（怀孕1～3个月）：散步和呼吸为主

怀孕早期，胚胎在子宫内扎根不牢，此时运动要防止流产。不过只要适度，有些运动项目对准妈妈来说都是安全的。例如散步、舒缓音乐舞蹈放松操等。

①散步

益处：散步是最好的增强心血管功能的运动，方便操作，能够让准妈妈保持健康，增加耐力，而且妈妈散步时身体的左右摆动，带动着腹中的胎宝宝一起被动摇摆，对分娩也有帮助。散步是一种非常安全的运动方式，不会扭伤膝盖和脚踝，除了一双合脚的鞋外，不需要借助任何器械，而且可以持续整个孕期。

提示：准妈妈可以早晚到户外散步。散步时间和距离没有一定的要求，以准妈妈自己感觉舒适、不疲劳为宜，注意速度，不要太快。散步时选择在空气流通、人少、车少、绿植多、环境好的地方进行，要避开拥挤、嘈杂的公共场所，选择幽静、清爽的地方，可以让准妈妈心旷神怡。地面要平坦，绕开坡滑地面和过多的台阶，注意安全。散步时要穿舒适、防滑的软底鞋。冬天注意保暖，夏天注意防暑，盛夏和严冬最好不要进行室外散步。雾霾天气避免外出散步。

准妈妈每天散步的时间可在60～90分钟；中途疲劳可以适当休息。

②呼吸

益处：呼吸运动可以帮助准妈妈放松情绪、保持安静，科学地呼吸还有助于在分娩过程中配合宫缩，让身体放松，加速产程，因此，准妈妈最好经常进行这种练习。

提示：准妈妈进行呼吸运动时，场所可以任意选择，可以在床上，可以在沙发上，也可以坐在地板上。这时准妈妈要尽量使腰背舒展，全身放松，微闭双目，手可以放在身体两侧，也可以放在腹部。衣服尽可能穿宽松点。

实施呼吸运动时，尽量不去想其他事情，把注意力集中在吸气和呼气上。一旦习惯了，注意力自然就会集中了。

准妈妈每天早上起床时、中午休息前、晚上临睡时，各进行一次这样的呼吸运动，这样，怀孕期间焦虑心情和焦躁的精神状态也可以得到改善。

孕中期（怀孕4～6个月）：游泳和有氧健身操为主

孕中期以后，妊娠已经稳定了，准妈妈可以开始放心进行适当的运动锻炼了，为接下来更长的孕程做好准备。孕中期，最适合准妈妈运动的项目是散步、游泳和有氧健身操。

①游泳

益处：游泳能改善心肺功能、增加肺活量，能够调节准妈妈神经系统功能，促进血液循环。由于水的浮力，游泳可以明显减轻准妈妈妊娠期间的腰背疼痛、痔疮、下肢浮肿等不适，而且还能轻松锻炼腰腿部肌肉力量，消耗准妈妈身体上多余的脂肪，促使准妈妈分娩更加顺利。此外，还可以减少准妈妈由于紧张而带来的许多消极情绪，促进胎宝宝的健康。对宝宝的神经系统发育也有很好的促进作用。

提示：孕期是一个特殊的阶段，准妈妈在游泳时要特别注意卫生和安全。首先，要选择水质好、清洁度高、过滤消毒设施完善、水温及通风情况良好的游泳场馆，避免水温过凉产生敏感收缩而导致早产或流产。其次，在游泳之前要补充一定的液体食物和营养，运动时间不宜太长，应以运动结束不觉太累为宜。第三，入水时要注意安全，不要做跳水动作，要缓慢地使身体进入水中。最后，游泳后要注意保暖，及时补充液体，如果感到腹部不适或发现出血现象，要立即去看医生。

提示：准妈妈游泳时应有人跟随或在泳池边监护。

②有氧健身操

益处：对于孕中期的准妈妈来说，最适宜的运动是由孕产专家编制的孕妇有氧体操。孕妇有氧体操能使准妈妈的腰腿部、骨盆的肌肉和韧带得到锻炼，缓解孕期不适，对准妈妈将来顺利自然分娩、减少会阴软组织撕裂有很大的帮助，而且，孕妇有氧体操还能预防准妈妈由于体重过度增加而引发的妊娠期糖尿病，更可减少脂肪堆积，做一个窈窕、美丽、充满自信的准妈妈。

提示：准妈妈在孕中期做有氧健身操时，应按照动作要领轻柔适度地去做。做操次数可依身体状况而定，以后可逐日增加运动量，一般坚持每天做20～30分钟，也可以以一首音乐曲目的时间长短为标准，反复多做几次。做完一遍体操后如果感到累，可以适当减少运动量。运动适度的标准为身体微微发热，呼吸、脉搏在原有的基础上有所加快但自己能承受，没有疲劳感。如果肚子发胀、发紧、发硬或生病等身体不舒服的时候，应注意休息，此时不适宜做有氧运动。

孕晚期（怀孕7～10个月）：按摩和瑜伽为主

孕晚期时，胎宝宝已经逐步成形，准妈妈的运动不仅要让宝宝发育健康，还要

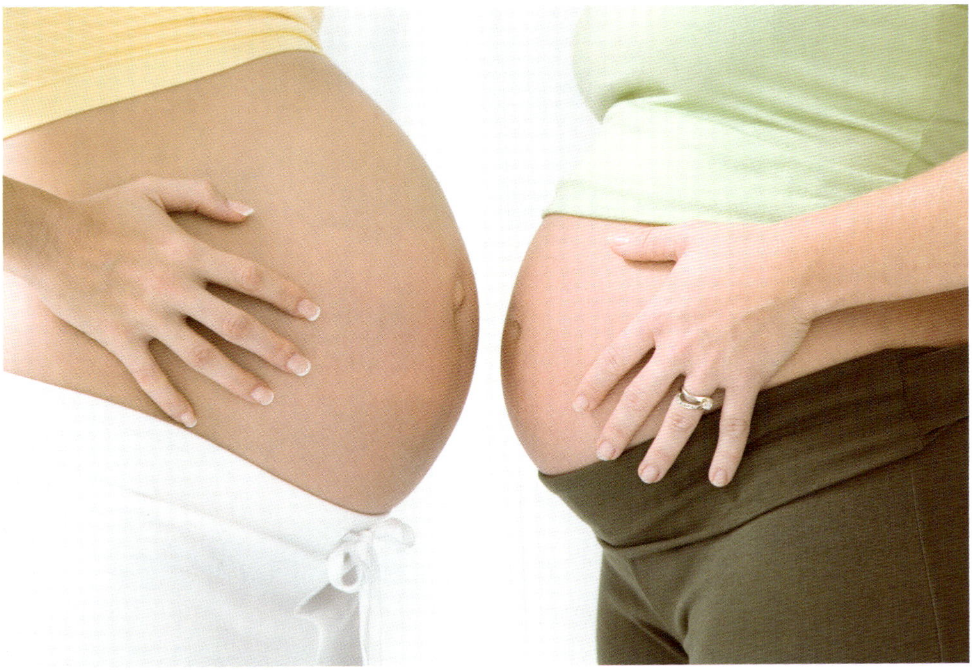

为分娩做准备，所以，适宜的散步、轻柔的按摩、瑜伽都是一种很好的运动方式。

为防止早产，准妈妈要避免高强度的有氧运动或任何跳跃、旋转和突然转动等激烈的大运动量锻炼。

①按摩

益处：准爸爸适时、适当地为准妈妈进行一些放松按摩，可以帮助准妈妈缓解腰背疼痛、腿部抽筋、下肢浮肿、肌肉僵直等不适，让准妈妈放松，驱除紧张和疲劳，还可以促进准妈妈全身血液循环，增加胎盘血供，有利于胎宝宝健康发育。

提示：准妈妈可以选择卧位、侧卧位，或者坐位。坐位姿势为双腿跨越椅子而坐，椅子前置一张桌子，桌面叠一或两个枕头，按摩时准妈妈可以头部趴在枕头上休息。准爸爸按摩时动作要轻柔，一定注意腹部是不可以做按摩和推拿的，以免引起意外。按摩时感到不适，就要立即停止。

建议：从未做过按摩的准爸爸，应该参加医院的孕妇课堂，具体按摩手法要请专业妇幼保健人员进行指导。

准妈妈妊娠中期后不要俯卧按摩。有的准妈妈在孕中期、孕晚期经常会有一阵阵的腹壁变硬，可能是子宫敏感，如果频繁发作，此时不宜进行按摩，应注意休息，以免引起早产。尤其要提醒的是，如果准妈妈有不良产史，如流产、早产、产前出血等，则不宜进行按摩。

孕中期3个月内按摩每周一次，孕晚期3个月内按摩每周两次或以上。

②瑜伽

益处：准妈妈练习瑜伽可以增强体力和肌肉张力，提高身体的平衡感，提高整个肌肉组织的柔韧度和灵活度，同时刺激控制激素分泌的腺体，加速血液循环。它还能教会准妈妈控制呼吸的技巧，保持产前平和的心态，促进自然分娩。

提示：准妈妈必须根据孕期个人的需要和满足舒适度为前提，练习不同的瑜伽姿势。

在做瑜伽时，应注意自我保护，保持身体平衡，避免或减少单腿直立运动，避免摔跤、碰撞腹部。练习时如有不适感，可以改用更适合自己的练习姿势。

在妊娠中晚期，准妈妈不适宜长时间做弯腰或蹲着的瑜伽动作，以免压迫腹部造成盆腔充血。

04 准妈妈日常生活中的运动指导

准妈妈的日常行动姿势不仅关系到自身的健康，而且也关系到腹中胎宝宝的安全，因此，准妈妈在孕期站立、行走、坐姿、睡卧、取东西都要比正常人更要注意姿势的正确。

掌握正确的站、走、坐、卧的姿势

①正确的站立姿势

准妈妈站立姿势不良，会使身体和腿部负重增加而感觉疲劳，加重腰酸背痛，所以，准妈妈要注意站姿的正确。

正确的站姿是要脚平行，稍稍分开一些，把重心放在脚心上，肩背部略微后背，这样身体就不容易疲劳了。需要较长时间站立时，比如教师，两只脚最好前后交错，隔几分钟就要把两腿的位置前后倒换一下。也可以双脚分开一点距离，目的是不断移动身体重心，保持身体和腿部的适度运动，有条件时可以适当小范围地走动，这样可以最大限度地减轻长久站立带来的疲劳。

②正确的走路姿势

由于准妈妈腹部前凸，重心不稳又影响视线，很容易摔倒，所以在行走时要特别注意。

行走时注意：首先选择合适的鞋，鞋体要轻，鞋底最好防滑，走路不要着急，一步一步地踩实，上下楼梯时手扶扶手，切记踩稳当了再迈步，千万不要踩空，以免摔倒。

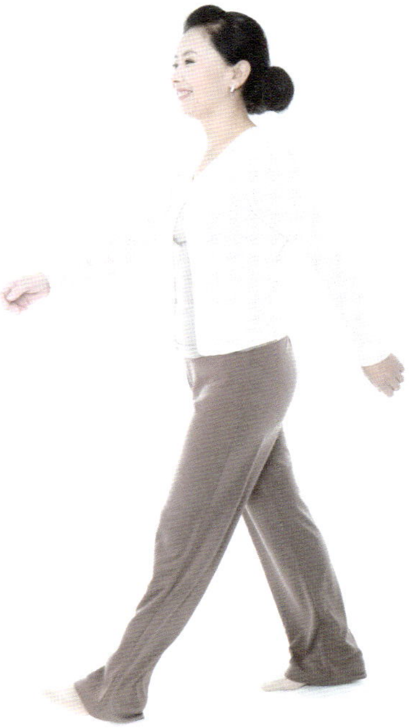

③正确的坐姿

准妈妈应该选择适宜自己身高的座椅，不应过高或过矮。起身或坐下时应调整身体位置，避免腰腹过度用力。

正确的坐姿是准妈妈最好选择带靠背的椅子，要深深地坐在椅子上，上半身伸直，舒舒服服地靠在椅背上。椅子高度以使髋关节和膝关节呈直角为好，大腿要与地面平行。

准妈妈切不可坐在椅子边上，臀部尽量靠近椅背，也不可“咕咚”一下坐下去，这样容易摔倒。如果后腰感觉不舒服，可以垫一个靠垫，避免腰部悬空。

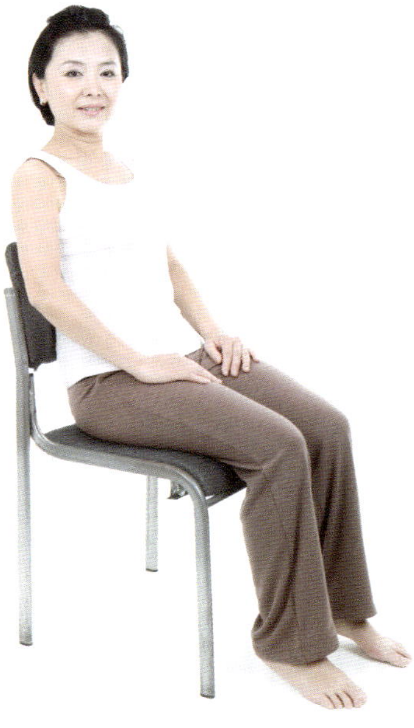

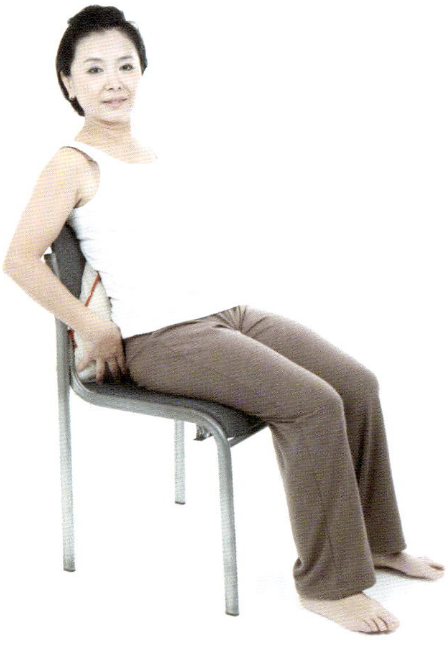

④正确的卧姿

怀孕期间，由于子宫不断增大，腹内其他器官受到挤压，所以，准妈妈经常睡觉时感觉不舒服。对准妈妈而言，左侧卧位是最好的姿势，可以为胎儿提供更多的养分和足够的氧气。但左侧卧位并不是唯一的姿势，有些准妈妈左侧卧位辗转反复、难以入睡，此时可以采取自己最舒服的姿势入睡。

准妈妈孕早期正确卧姿是：孕16周前可以采取仰卧位或其他自己认为舒服的姿势，可以在膝盖下垫上一个枕头，使身体肌肉放松。

准妈妈孕晚期正确睡姿是：向左侧卧，可以把两个枕头放在上面弯曲腿的下方，下面的腿伸直，身体稍向前倾30°～40°，使腹部搭在床上。头、臂姿势以舒适为度，不要把一条腿压在另一条腿上，以免影响血液循环。

提示：准妈妈睡觉时，自己可能会无意识地翻身、更换睡眠姿势，当清晨醒来，自己处于仰卧位时，注意不要立即起身，应先侧身躺片刻，之后再缓慢起身，避免因为增大的子宫压迫下腔静脉，导致血流受阻，引起眩晕或体位性休克。孕末期的准妈妈避免长时间仰卧位。

日常生活中姿势指导

①安全起身

伴随着子宫的一天天增大，准妈妈的活动也越来越不方便，尤其是在清晨醒来，起床要倍加小心，如不注意，长时间仰卧位，增大的子宫压迫下腔静脉，血液循环受阻，起床后易发生体位性休克，所以，要安全起身。

仰卧位
起床

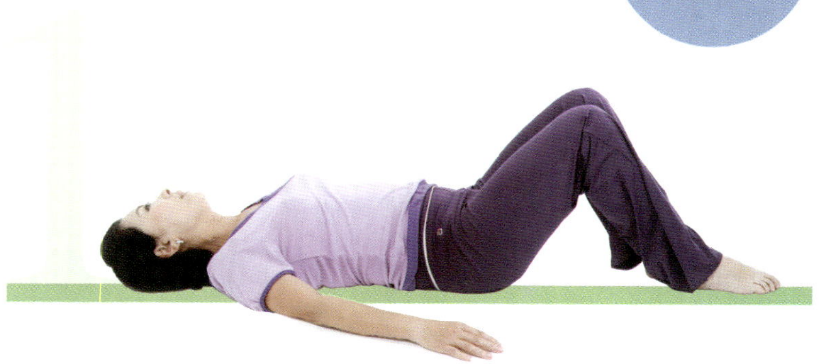

仰卧位起床时，先将双腿屈曲，双手放身体两侧。

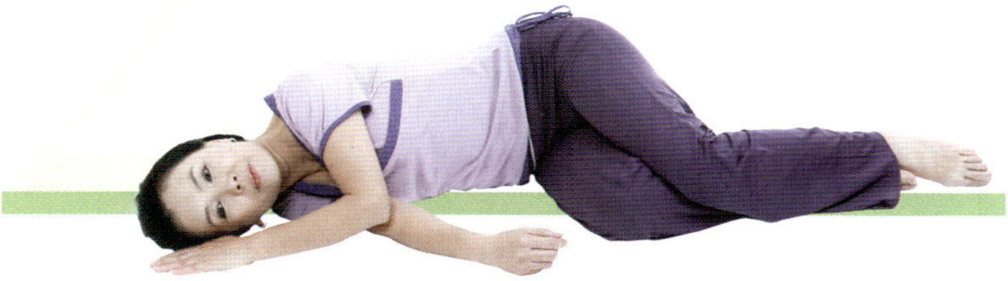

身体慢慢移向右侧，不要着急起身，侧躺片刻，左手移至头部的右前方。

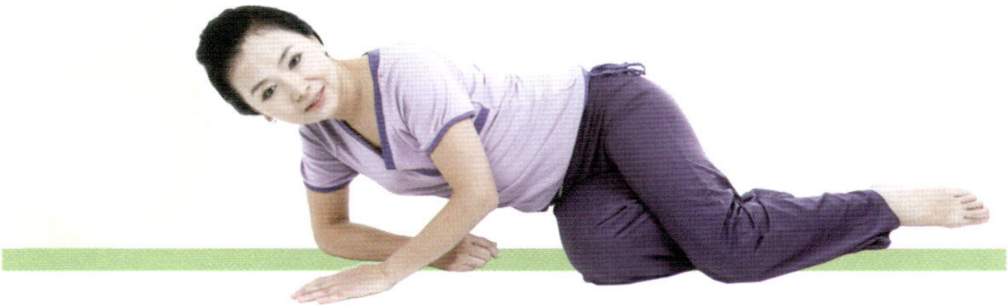

将左手后移向身体前，借助左手的推力和右肘部的支撑力推起上身，慢慢坐起。

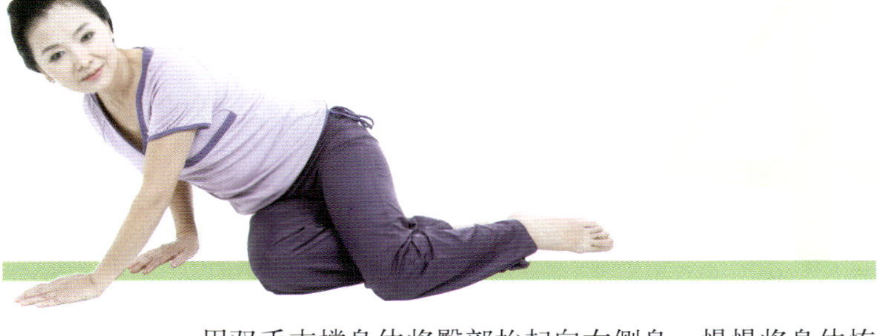

用双手支撑身体将臀部抬起向右侧身，慢慢将身体恢复为正坐姿势。如下床，可将双腿移至床下即可。

盘腿起身

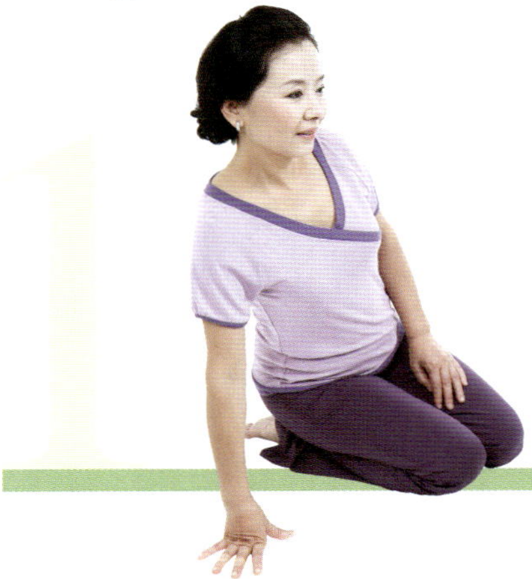

盘腿坐姿时，右手支撑，左腿从体前移向臀部，双腿靠拢。

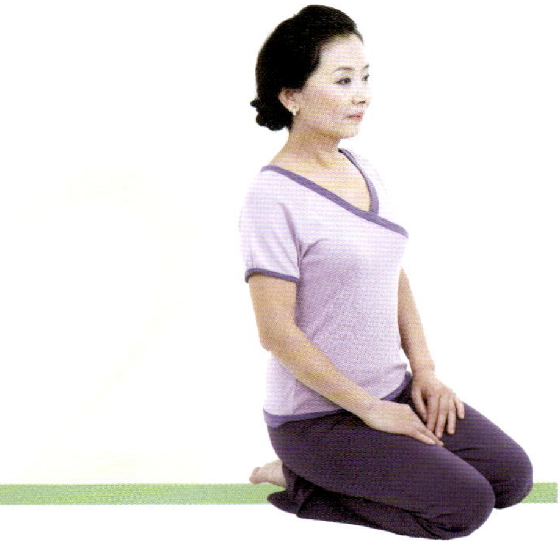

移动身体重心坐在双足上，双手放在体前双膝上。

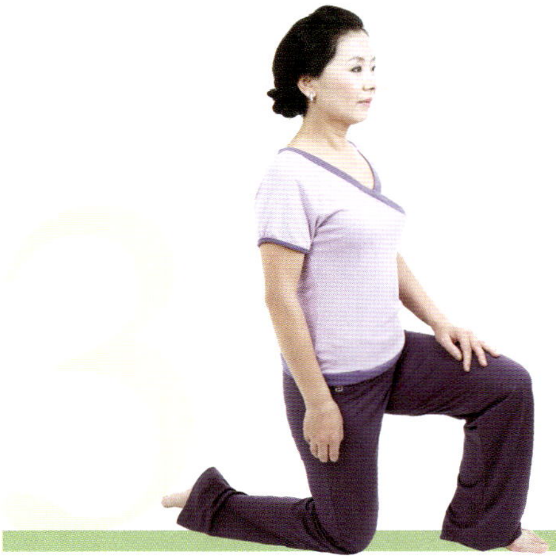

将身体重心移动至右侧，左腿抬起弯曲呈单腿跪姿支撑，双手或单手扶膝盖，站稳。

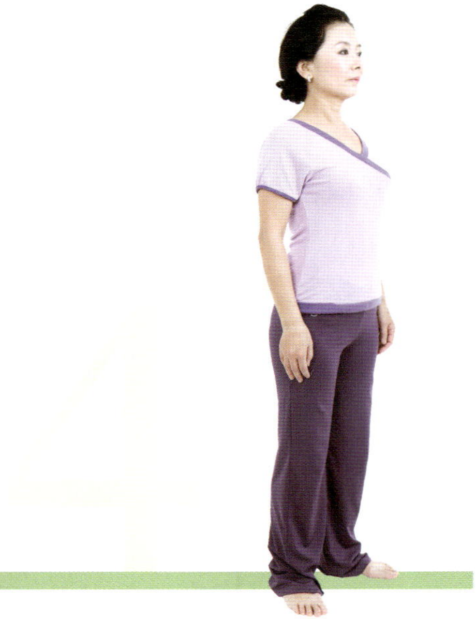

用手支撑起身站立。

②上下楼梯

正确的上下楼梯的姿势是：不要弯腰或过于挺胸腆肚，只要伸直背就行。要看清楼梯，一步一步地慢慢上下。特别是妊娠后期，隆起的肚子遮住视线，看不见脚下，千万注意不要踩空，踩稳后再移动身体。如有扶手，一定要扶着走。

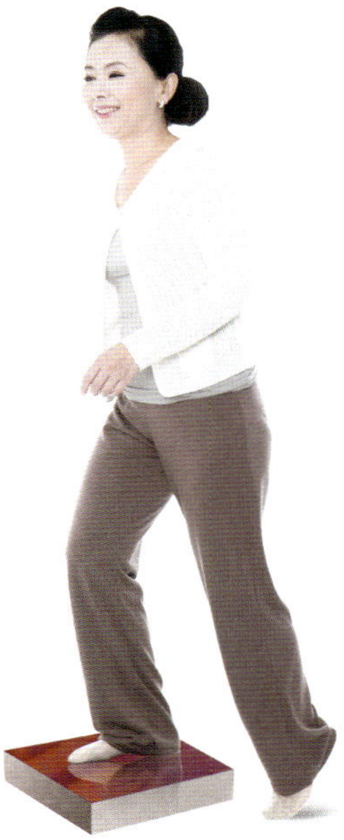

③捡拾东西

正确的捡拾东西的姿势是：先屈膝，放低身体重心，慢慢呈单腿下蹲，身体靠近要捡的东西，蹲好后再拾起，不能直接弯腰拾取。

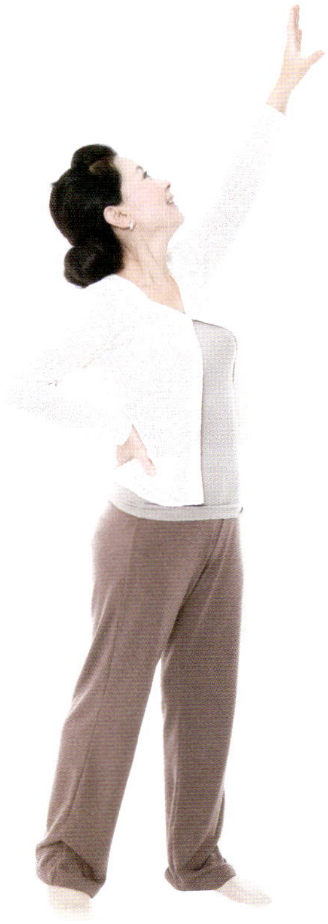

④高处取物

正确的高处取物的姿势是：准妈妈在高处取物时，要注意不要将双脚的脚尖点地，以防止因站立不稳而摔倒。另外也不要过高抬起手臂伸手够物。

如果需要取高处物品，准妈妈也不要登高够物，以免身体失去平衡。

如果是摘取晾晒的衣物，也要注意地面湿滑情况，防止滑倒。

05

上班族准妈妈的姿势指导

①工作时的坐姿

·下巴不要用力。

·肩膀自然放松下沉，不要用力。

·座椅位置适宜，保持正确的姿势：骶骨和地面垂直，背部靠近椅背，避免弓背，尽量使内脏都处在正确的位置。

此外，准妈妈不宜久坐，如果工作需要，应该1小时起身活动活动，也可以借助椅子做些适宜的办公室孕妇操。

长时间坐着工作时，准妈妈要定时活动肩颈、手脚。可以双脚掌向下，然后再向上，即勾绷脚动作；继而打圈，活动脚踝，如此为一组，共做10次，每隔60分钟做一次为最佳。

②使用电脑时的姿势

·屏幕及键盘应该在你的正前方，不应该让脖子及手腕处于侧斜的状态。

·屏幕的最上方应比你眼睛的水平处低，且屏幕应该离准妈妈最少一个手臂的距离。

·尽量坐直，不要半坐半躺。不要让你的身体角度不正。

·大腿应尽量保持与前手臂平行的姿势。

·手、手腕及前臂应保持在一条直线上，不要弯曲。

·脚应能够轻松平放在地板或脚垫上。

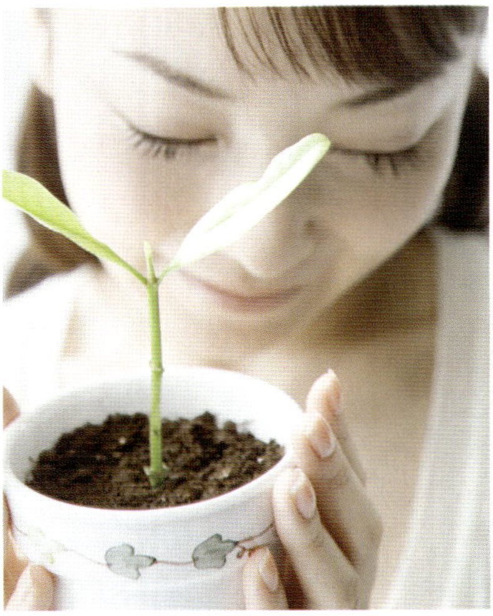

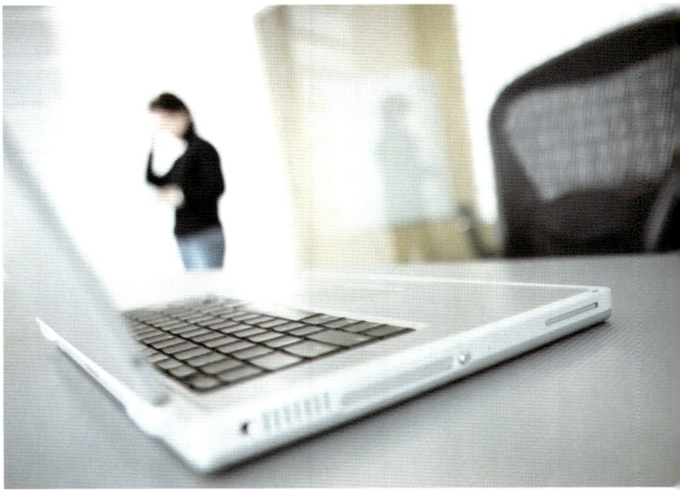

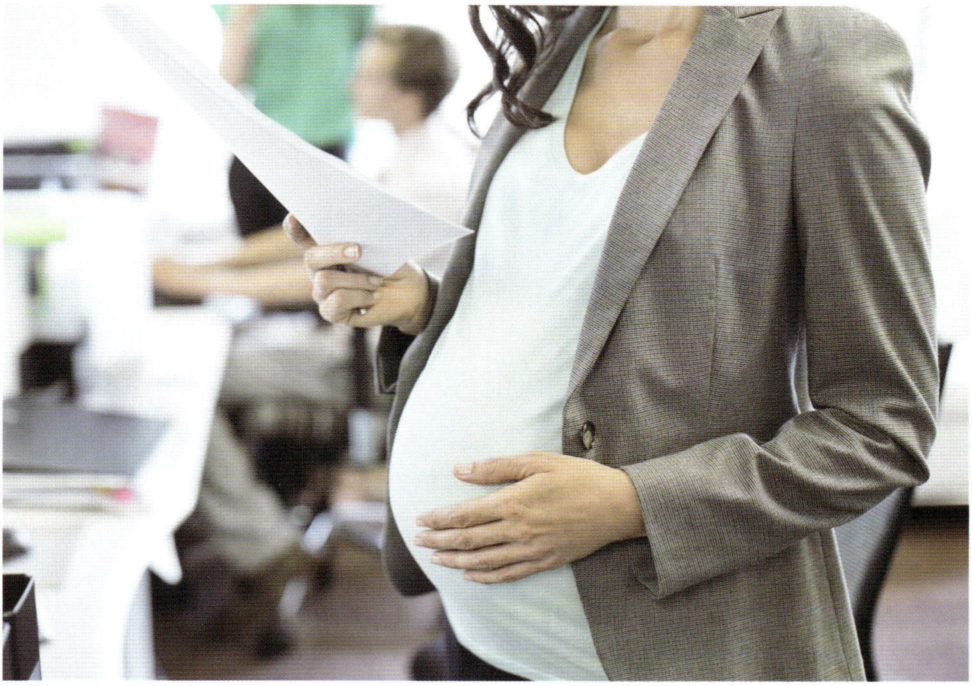

・椅座的高度应调到你的手肘近90° 弯曲，手指能够自然的架在键盘的正上方。

・如果椅子设计本身没有护背曲线，就需要放个护背垫，要保持腰到背的那个曲线不要悬空。

此外，准妈妈如果需要经常打字，就应该时常做做伸展运动，可以举起双手伸展身体，就像平常伸懒腰一样，不仅可以放松颈部和手臂的肌肉，还可以防止手部因为长时间停放在桌面上而引起浮肿。

③工作时不能长时间保持一种姿势

如果准妈妈从事办公室工作，切忌整天让身体保持一个姿势对着电脑，否则精神会过度紧张，身体过于疲劳。由于长久坐姿不动，身体血液循环缓慢，骨盆血流也会缓慢，对胎宝宝生长发育也不利。怀孕晚期坐时间久了，下肢静脉回流受阻，容易引起下肢浮肿和静脉曲张。因此，最好工作30～60分钟就站起身来活动一下，做做孕妇保健操。

④上下班路上注意避开交通高峰时间

准妈妈早上要早一些出门，这样可避开上班的高峰人群，选择不太拥挤的公交车。下班后，如果不方便提前一些时间离开单位，最好在办公室停留片刻，避开下班人群。如果自己开车上班，路途时间不要超过60分钟。

Chapter 2

每天10分钟，准妈妈站、坐、跪、卧姿运动

准妈妈在正确的姿势下，进行适当的运动，锻炼腿部肌肉力量，并逐渐将胯打开，同时加强骨盆运动，有助于轻松分娩。

提示：所有运动配合均匀舒适的呼吸。

01 站姿运动

腿部纵向前后运动

* 目标：锻炼腿部力量，配合缩肛运动，预防尿失禁。

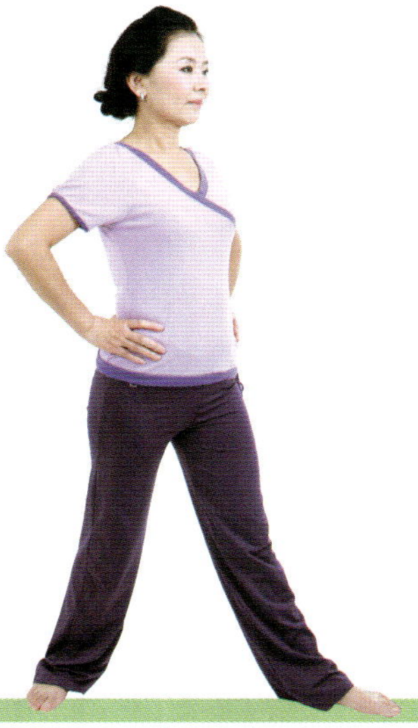

1

左脚向身体正向前方迈出一步距离，双腿直立分开，略宽于肩；双手扶腰，身体重心在两腿中间。

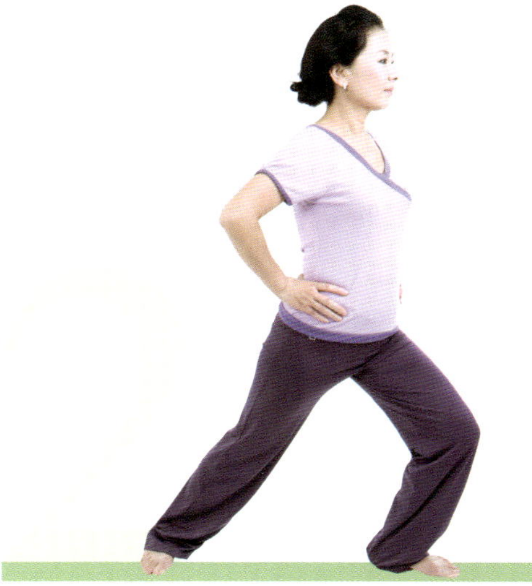

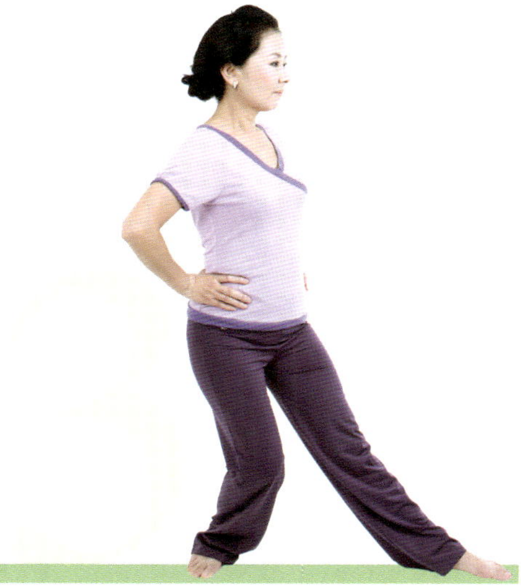

身体重心前移成弓箭步，后腿绷直，脚跟不要离地；前后小腿均有牵拉的感觉；做完后还原成图1姿势。

再从图1姿势开始，身体重心后移成后弓步，前腿绷直，脚尖不离地；前后小腿均有牵拉的感觉，配合做缩肛运动。

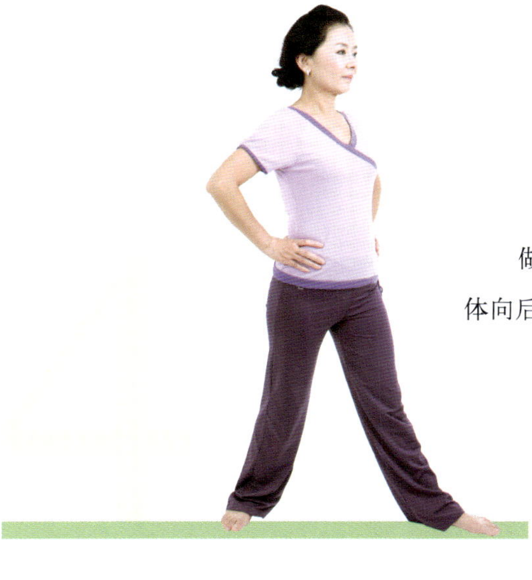

做完后还原成图1姿势，重复数次后，身体向后转，做反方向运动。

分腿蹲起运动

目标：站立开跨蹲起，锻炼腿部力量，锻炼盆底肌肉及会阴组织的弹性，利于顺利分娩，加速产程，减少会阴部裂伤；同时配合做缩肛运动，预防尿失禁；配合均匀的呼吸双手上举，可以健胸；每天做20次，逐渐增加至50次。

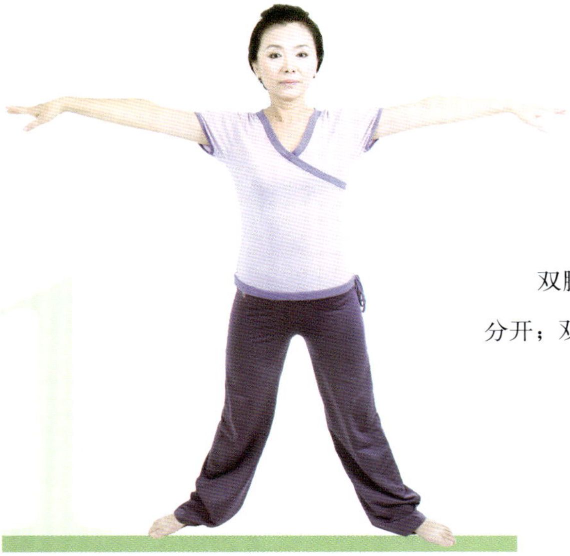

双腿分开略宽于肩，脚尖向斜前方45°分开；双臂侧平举，掌心向下。

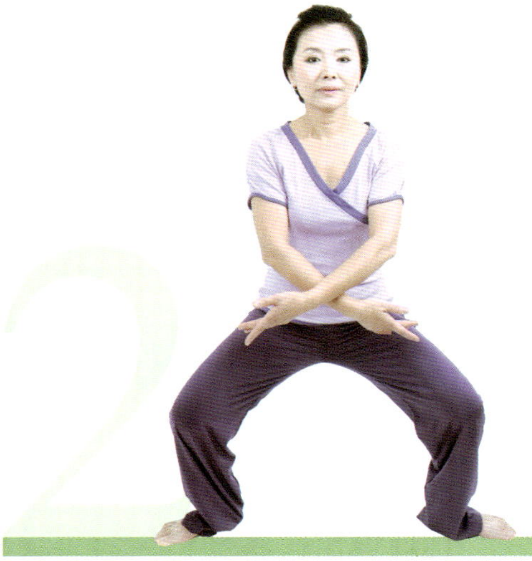

双手在体前交叉，同时双膝弯曲下蹲，下蹲幅度量力而行。

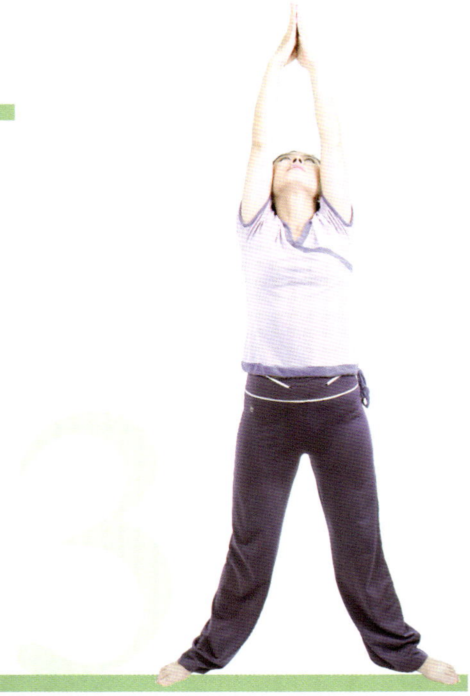

双手从体前打开，自体侧上举，掌心相对，抬头，同时双膝直立站起、缩肛；而后，双手打开，从体侧再回到体前交叉如图2；如此循环往复。

腿部横向及体侧运动

目标： 锻炼腿部力量，同时可以锻炼准妈妈盆底肌肉及会阴组织；活动腰部，缓解腰背部不适；再配合手部舞蹈动作，在健胸的同时增加准妈妈的美感；每天做20次，逐渐增加至50次，但以身体舒适为度，运动过程中保持均匀的呼吸。

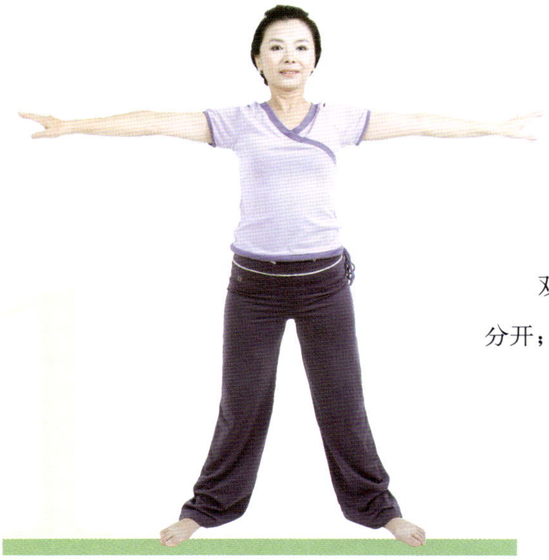

双腿分开略宽于肩，脚尖向斜前方45°分开；双臂侧平举，掌心向下。

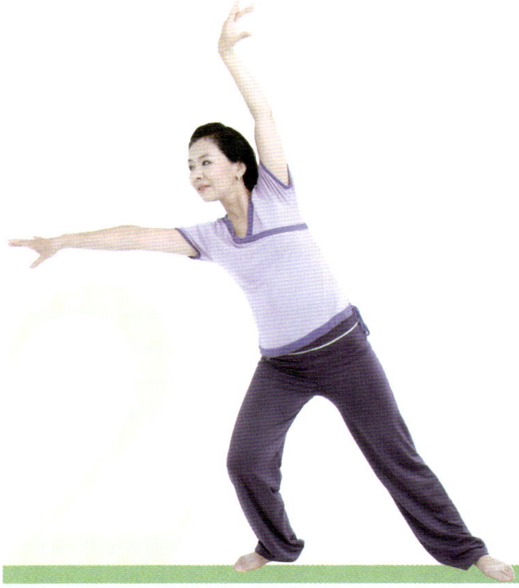

身体重心右移，右腿弓，左腿绷；左手上举至耳侧，目光随右手移动，活动颈部。

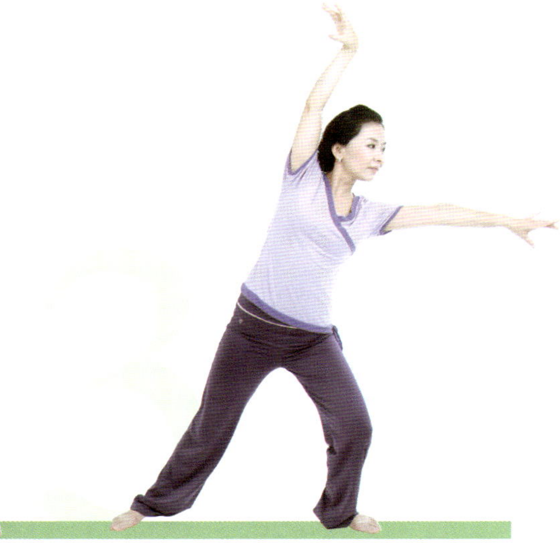

身体重心自右向左移动，左腿弓，右腿绷，右手上举至耳侧，目光移向左手，活动颈部；如此循环往复。

加强腿部力量锻炼

*目标：锻炼腿部同时做缩肛运动，锻炼盆底肌肉及会阴组织弹性，有利于分娩，并能减少会阴软组织的损伤。

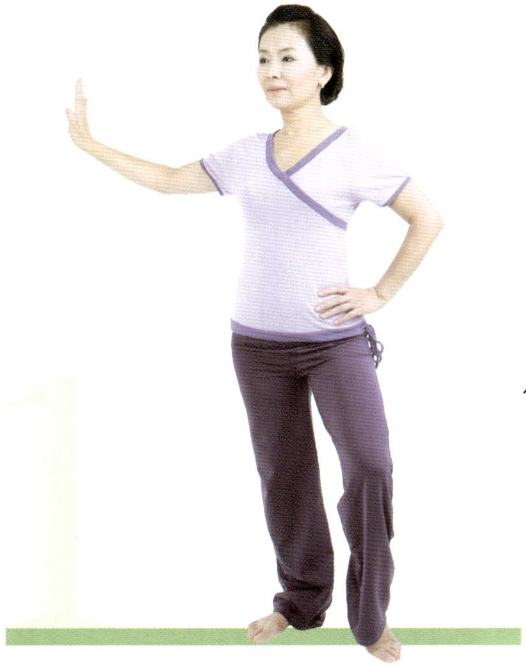

站立姿势，右手扶一处支撑点，重心移至右腿。

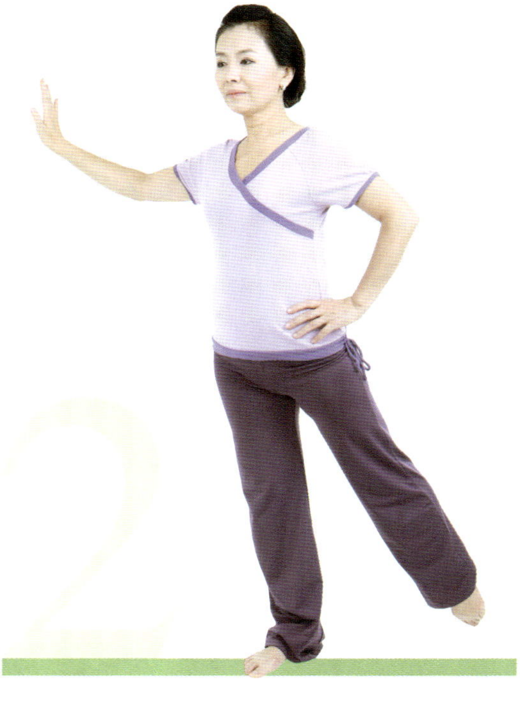

左脚自前向外、向后画圆圈，停在右脚旁。双足跟离开地面，以脚尖支撑，同时做缩肛运动，持续5秒钟后落地，重复3～5次；换做另一边重复动作练习。

骨盆旋转(摇摆)运动

＊目标：骨盆的旋转和左右摇摆运动，可促进骨盆血液循环，锻炼盆底肌肉；临产时，在宫缩间歇做此运动，可加速产程，减轻产痛，利于分娩。建议工作60分钟左右，做骨盆运动，可缓解疲劳。

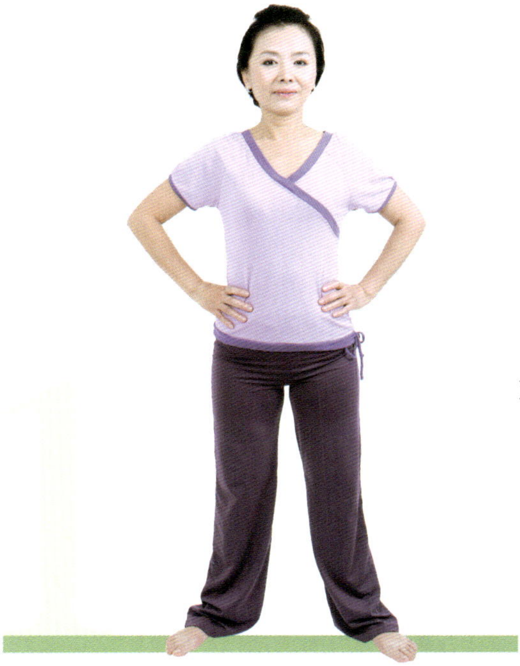

1 站立，双脚与肩同宽，双手叉腰。

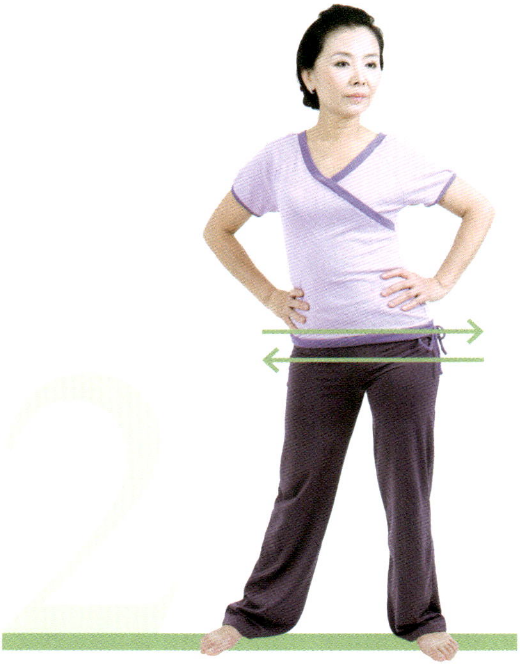

2 调整呼吸，用腰带动骨盆做旋转和左右摇摆运动。

站立开胯运动

*目标：开胯训练，为分娩做准备。在运动过程中，均匀呼吸，以舒适感为度做运动。

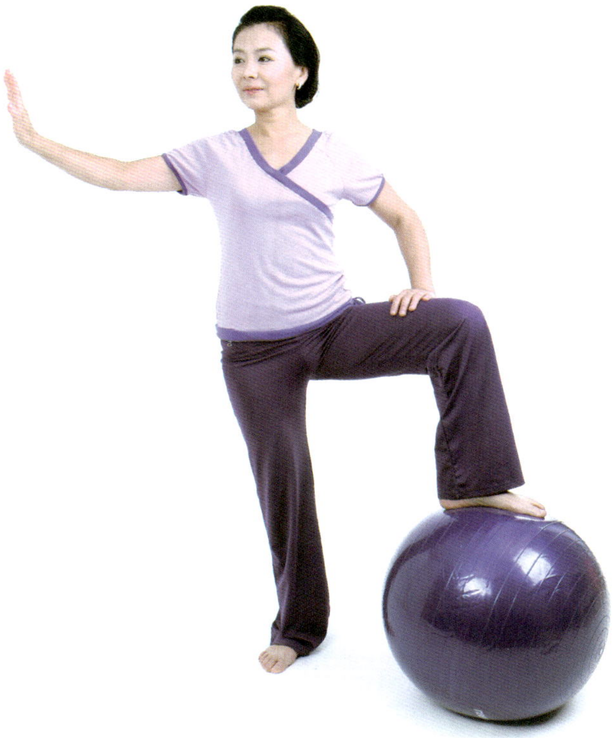

站立姿势，右手扶一处支撑点，重心移至右腿，将左腿抬高并外旋、开胯，反复练习3～5次；调整呼吸，再换另一侧练习。站立时可将脚放在一个瑜伽球上，也可悬空练习。

02 坐姿运动

准妈妈进行坐姿运动，可以调整呼吸，训练开胯动作，进一步加强力量，有助于顺利生产。

单腿开胯并配合按摩

⋆ 目标：减缓准妈妈孕晚期腿部不适；开胯训练，为分娩做准备。

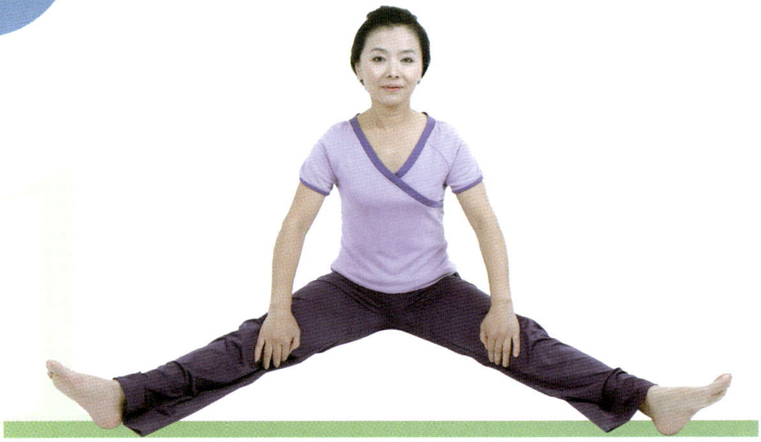

双腿呈V字形在体前分开，分开角度量力而行，腰背挺直。

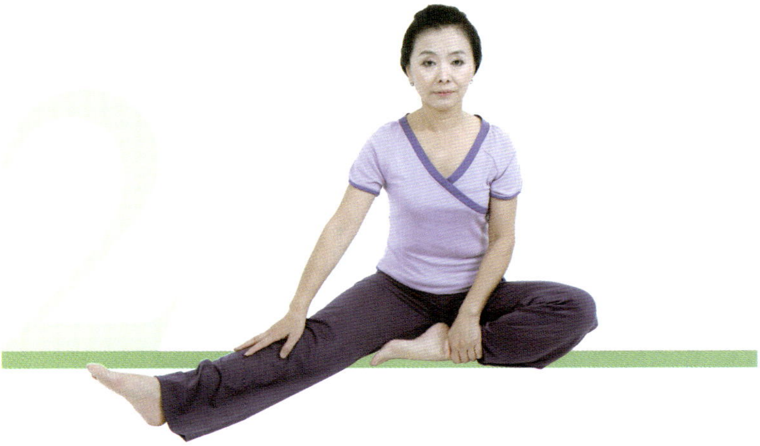

右腿分开在体斜前方约45°，收回左腿，足跟尽量贴近大腿根部；左手按摩左腿的小腿，缓解腿部疲劳、浮肿、抽筋等不适；再换另一条腿练习。

对足开胯运动

*目标：柔软腿部关节，减少并放慢下半身的血液循环，强化上半身的血液循环；训练开胯动作，有利于配合分娩。

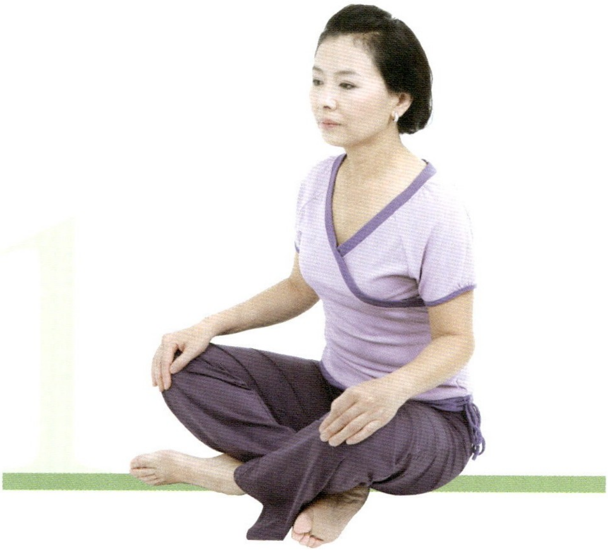

安全坐姿，盘腿静坐，腰背挺直，头、颈、背保持在同一直线上。

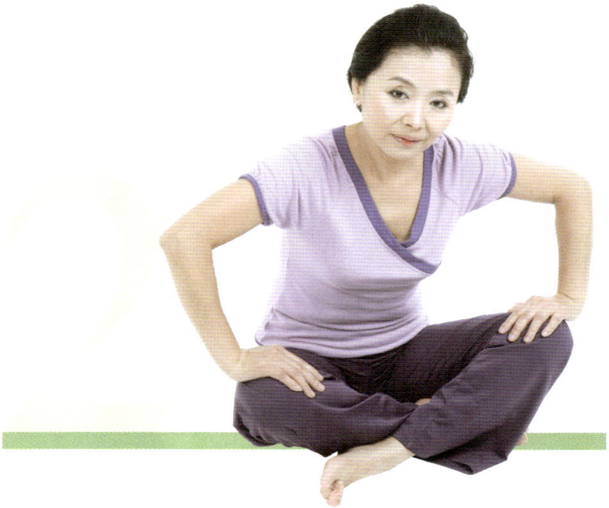

双手放于膝盖上方，同时身体微微前倾，向下震颤，至少1～2个8拍。

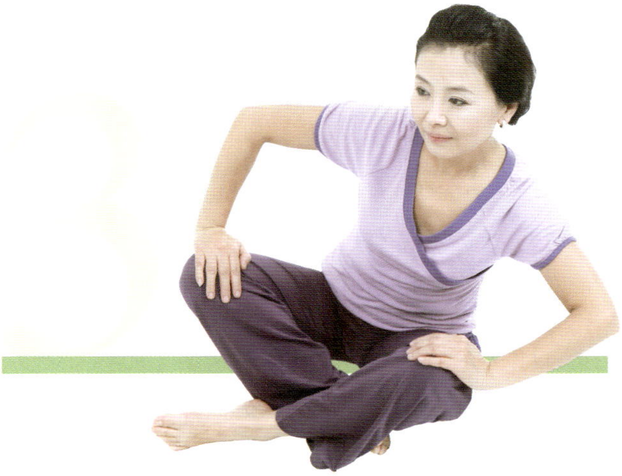

双手放在膝盖上，借助运动冲力让身体摆向左侧；再摆向右侧。左右摇摆至少1～2个8拍。

V字开腰运动

* **目标：**训练开胯动作，有利于分娩。

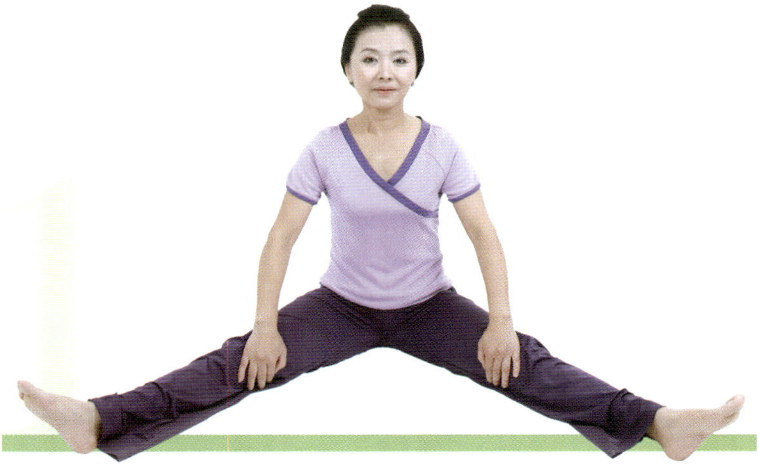

安全坐姿，双腿呈V字形在体前分开，分开角度量力而行，腰背挺直，身体略向前倾，以腹部舒适为准。

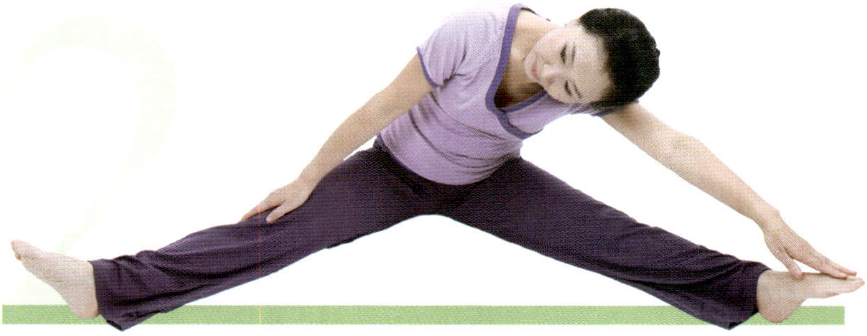

双腿呈V字形在体前分开，左手伸向左足尖部。

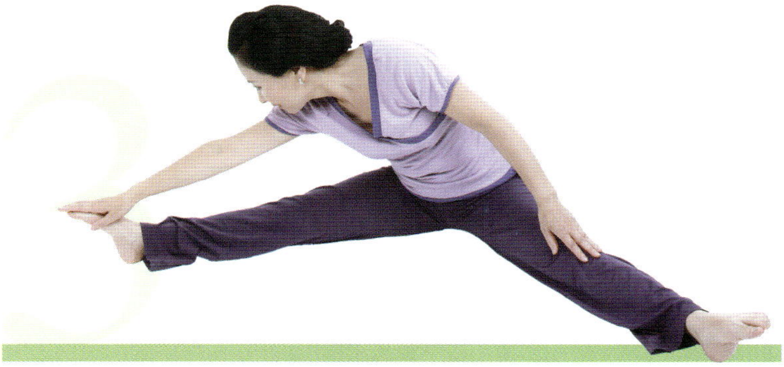

双腿呈V字形在体前分开，右手伸向右足尖部。

侧身运动

目标：可伸展脊柱，缓解、消除孕期带来的腰背部不适。

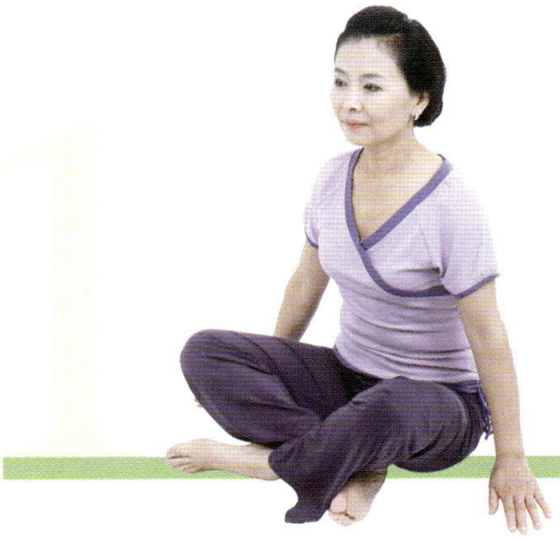

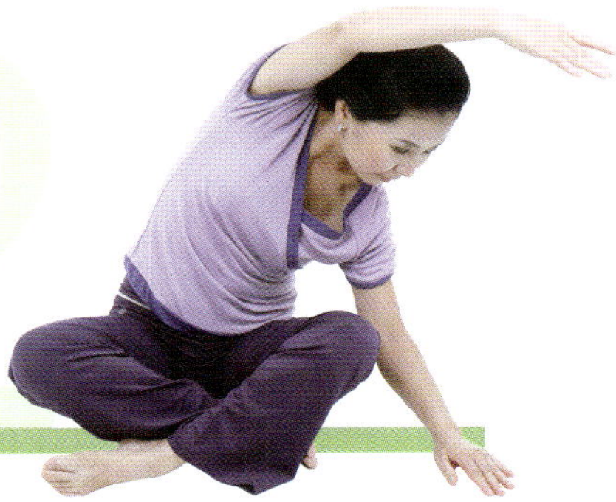

盘坐在垫子上，保持均匀呼吸，双手自然地放在身体两侧。

左手臂支撑，可略微弯曲身体向左侧慢慢倾斜，右手从体侧慢慢抬高伸向左边，后身体慢慢还原，反方向做同样动作。

腰颈部运动

＊目标：调整脊柱功能，强化身体各脏腑，同时训练开胯动作。促进体内血液循环。

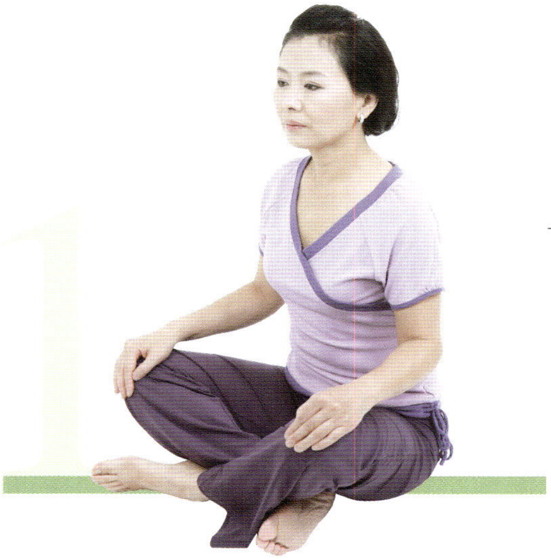

安全盘坐在垫子上，双手放在膝盖上方，保持均匀呼吸。

右手移动至身体的斜后方，同时头带动上身转向右后方，尽量平缓而细长地呼吸，停顿几秒钟后还原。身体慢慢恢复原位，换另一侧方向继续练习。

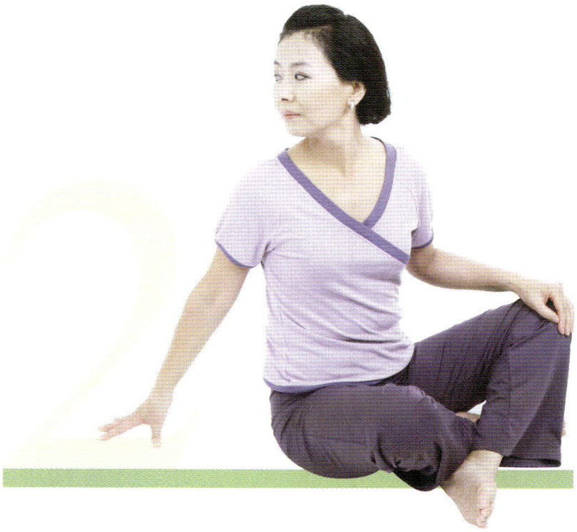

勾绷脚运动

★目标：活动脚踝关节，有利于消除身体紧张，放松身体，缓解腿部抽筋带来的不适。

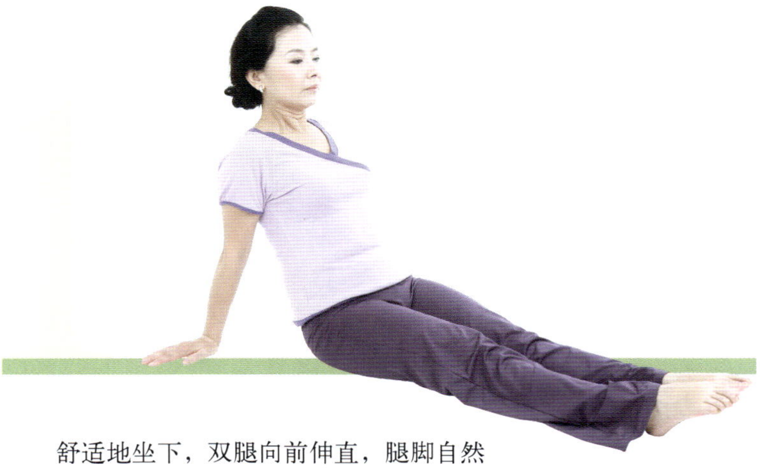

舒适地坐下，双腿向前伸直，腿脚自然向前伸展放松。

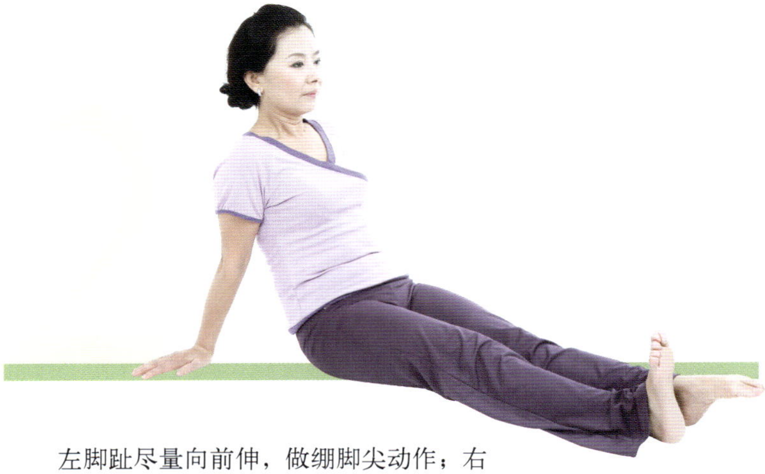

左脚趾尽量向前伸，做绷脚尖动作；右脚尽量向身体方向回勾，做勾脚尖动作，双脚交替进行，并将频率放慢，也可以双腿同时做勾绷脚运动。

03 跪姿运动

准妈妈跪姿运动可以锻炼腰背部肌肉，改善准妈妈孕期背痛，并配合分娩训练，有助于顺产。

跪坐调息

*目标：调整呼吸训练，放松身体，有助于顺利生产。整个孕期都可以练习，有孕期睡眠障碍的妈妈可以在睡前让自己静下心来，有助于睡眠。

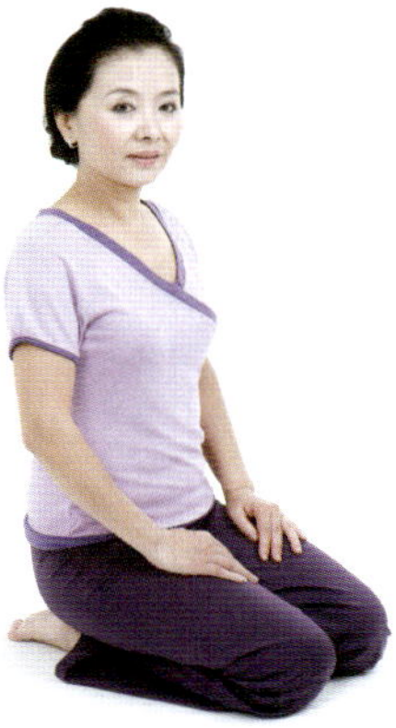

跪坐，脚背贴地，两膝盖、两脚并拢；双手手心向下，分别置于大腿上，上身挺直；感受呼吸，平静思想，身体放松。保持这个姿势15～30秒。

温馨提示：根据自己的身体情况决定运动时间，最好是在饭后、睡前进行，这样有助于消化、放松，练习时间不宜过长，避免腿部受压时间过久影响血液循环，引起腿部麻木，以舒适为度，慢慢感觉思想的平静和身体的完全放松。

猫狗式

*目标：加强颈部、脊柱、肩部的灵活性，尤其对上臂力量的锻炼效果显著，有助于分娩。

双膝跪在地上，双臂支撑，肘部伸直，身体呈水平位，与地面平行，大腿和上臂与地面垂直，目视地面，保持姿势稳定；停顿2～3次的呼吸时间。

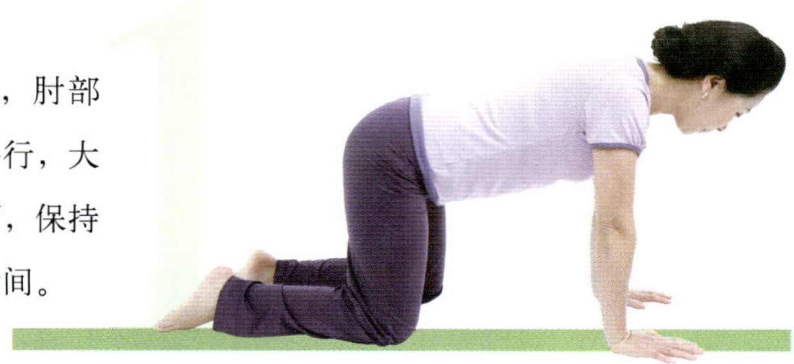

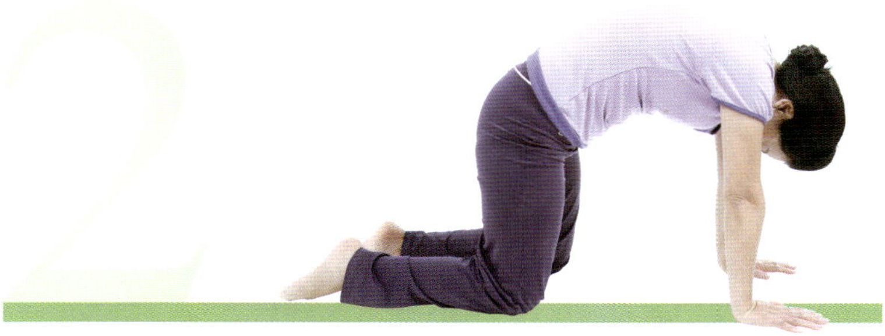

配合均匀的呼吸，低头，下巴靠近胸部；弓背，但避免腹部用力；身体放松，做2～3次均匀呼吸；腰如同一个拱形桥状。

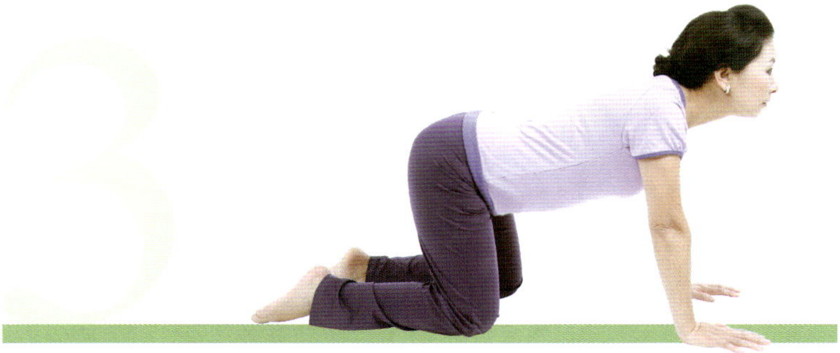

抬头，面向天花板，同时塌腰，臀部翘起，做2～3次均匀呼吸。

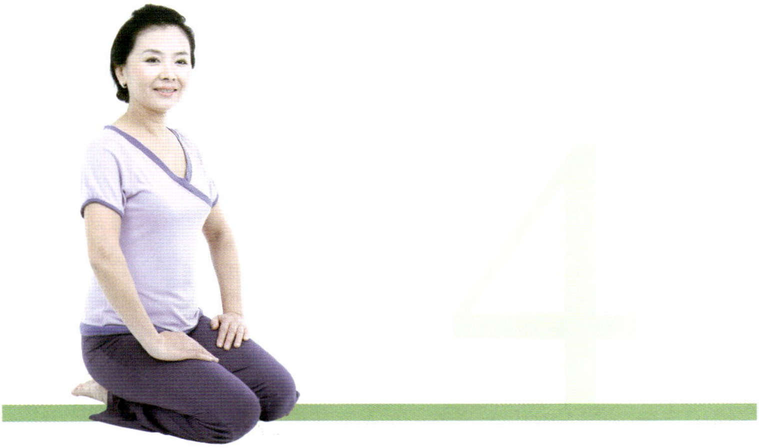

双腿并拢，慢慢向后移动身体重心，坐在足跟部稍事休息、放松，为下一个动作做准备。

跪姿侧身运动

*** 目标：** 调整脊柱功能，活动肩颈部，同时训练开胯动作，为自然分娩做准备。

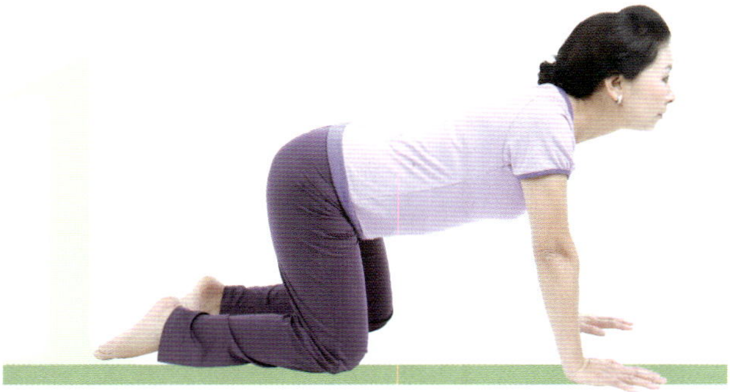

双膝跪在地上，双臂支撑，肘部伸直，身体呈水平位，与地面平行，大腿和上臂与地面垂直，保持姿势稳定，停顿2～3次的呼吸时间。

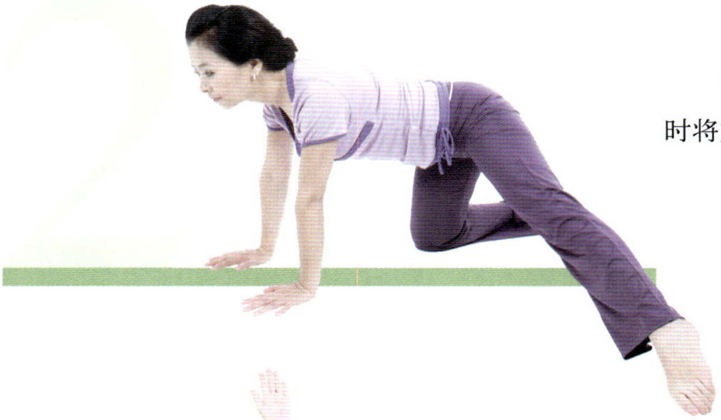

移动身体重心至右侧，同时将左腿向左侧方伸展。

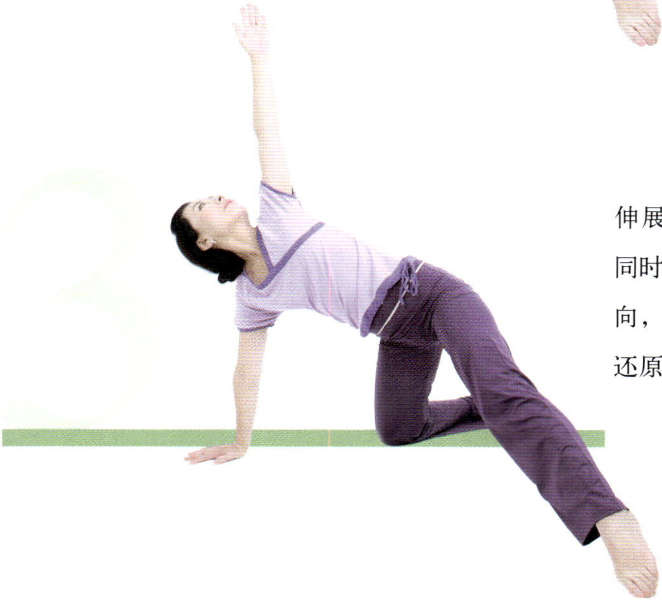

左手离开地面，向左上方伸展，指尖垂直指向天花板，同时头向同侧转动，目视手指方向，保持1～2次均匀呼吸，动作还原；重复做另一侧。

04

卧姿运动

准妈妈卧姿运动可以模仿分娩时的体位进行锻炼，练习分腿和分娩动作，有利于自然分娩。

仰卧分腿开胯运动1

* 目标：练习分娩动作，活动髋关节，适当开胯，腿分开角度越大越利于胎宝宝娩出。

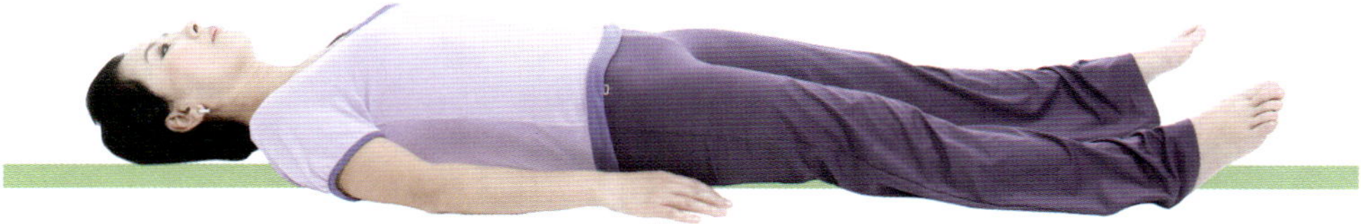

安全躺下，仰卧位；双腿分开，脚心相对，双膝外展，同时震颤数次；安全起身。

仰卧分腿开胯运动2

* **目标：** 分腿练习，为分娩做准备。

1

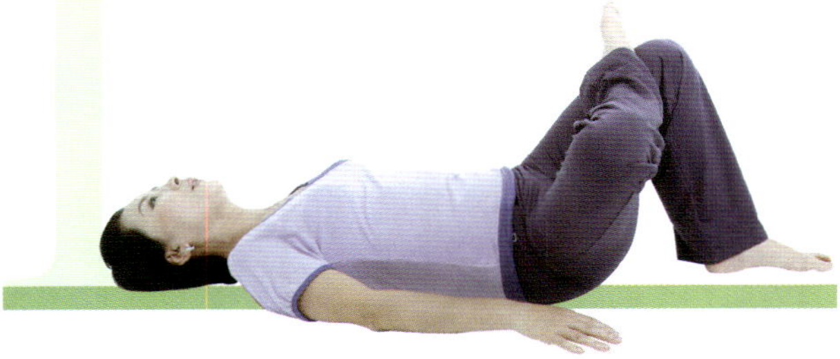

仰卧屈膝位，将右腿脚踝部搭在左腿膝盖上方，右手在右腿部轻轻向下震颤，活动右髋关节，此运动有助于开右胯。

2

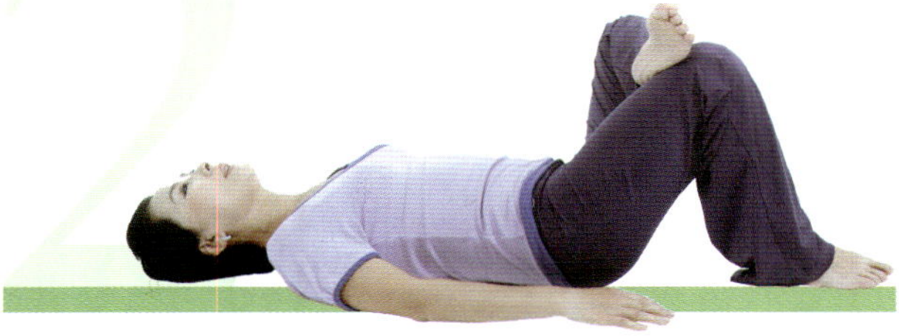

在右腿运动完成后，将身体放松，调整呼吸，再以反方向做另一条腿。

仰卧分腿开胯运动3

*目标：为自然分娩做准备。

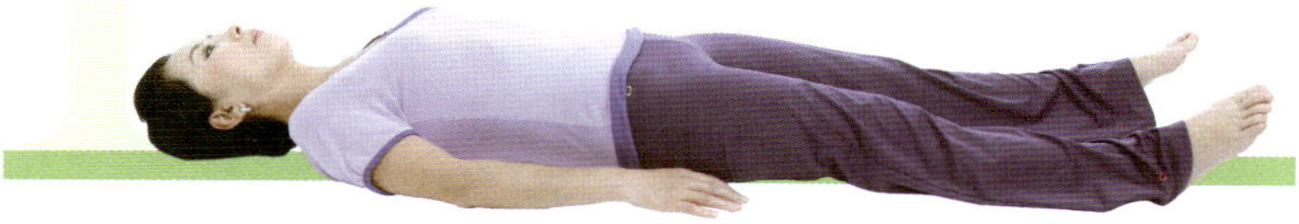

仰卧位，双腿伸直。

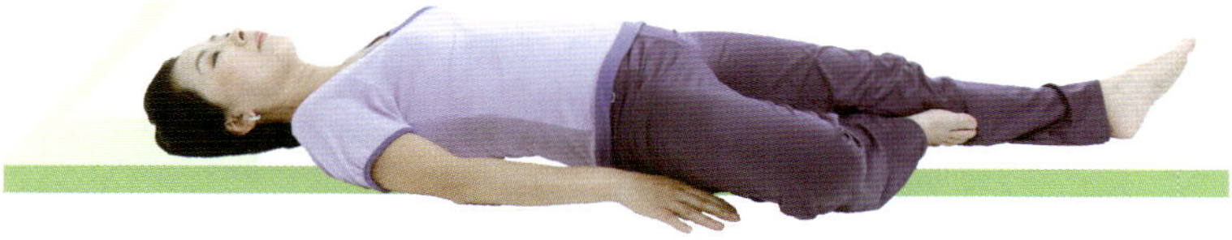

闭眼，放松右腿向外伸展，弯曲，将右脚放在左腿内侧的膝盖部位，停留片刻。

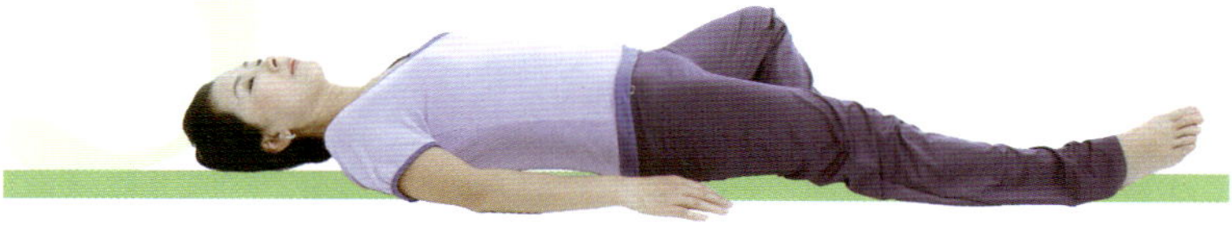

调整呼吸，换左腿进行重复练习。

双膝并摆运动

＊目标：消除准妈妈背部的紧张感，使脊椎更灵活，使腰身部位得到锻炼，有利于自然分娩。

1

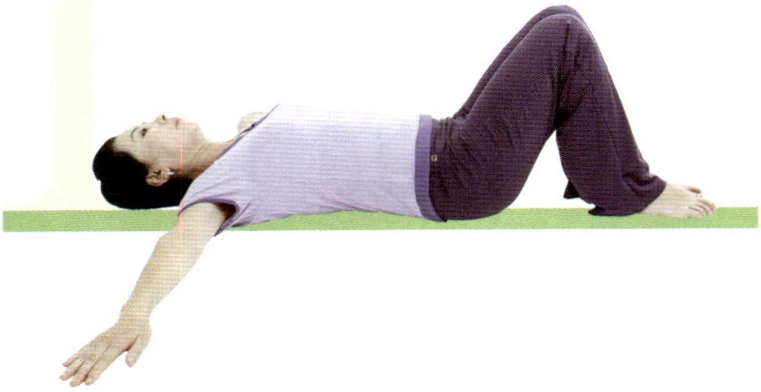

仰卧屈膝位，双手在身体两侧自然打开，与身体成90°，掌心朝下。

2

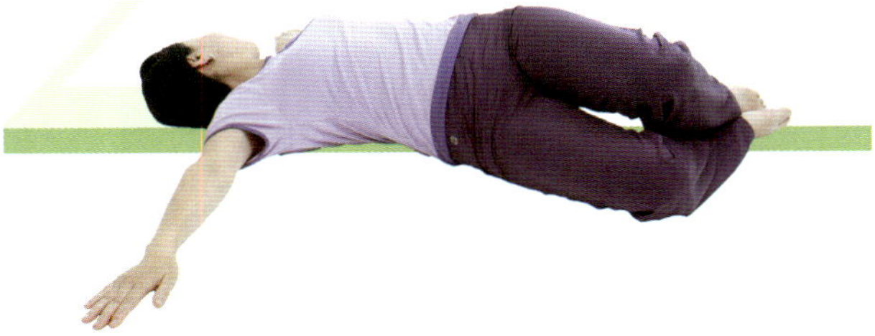

配合均匀呼吸，双膝慢慢移动，向右侧倾斜，倾斜角度量力而行，同时左侧臀部尽量不离开地面，头向左转看左手，双肩平放在地面上，扭动腰部而不是胸部，保持5～8次，均匀呼吸后还原。

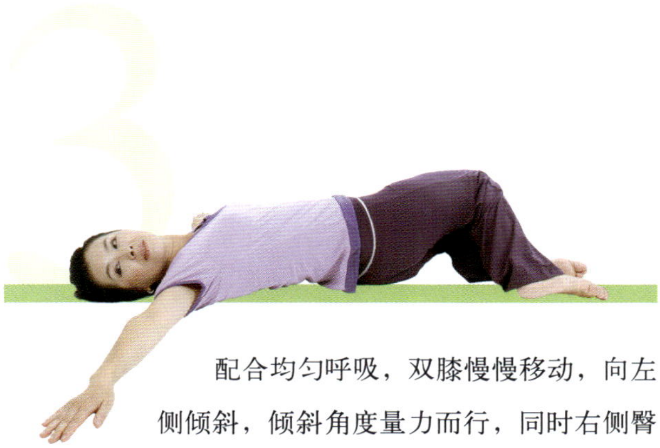

配合均匀呼吸，双膝慢慢移动，向左侧倾斜，倾斜角度量力而行，同时右侧臀部尽量不离开地面，头向右转看右手，双肩平放在地面上，扭动腰部而不是胸部，同样保持5～8次，均匀呼吸后还原。

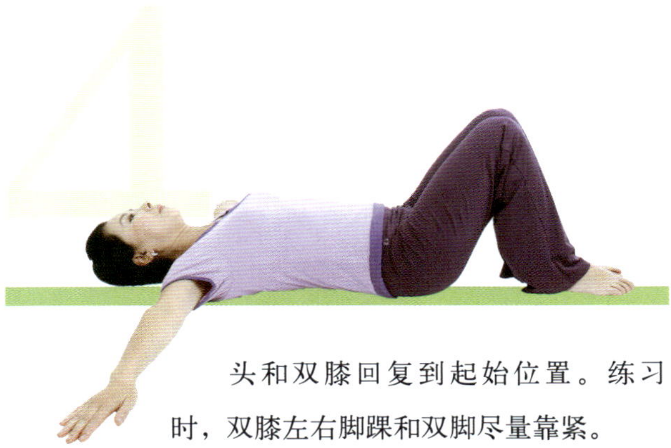

头和双膝回复到起始位置。练习时，双膝左右脚踝和双脚尽量靠紧。

提肛运动

＊目标： 增强会阴部肌群控制能力，帮助分娩，同时可避免、减轻软产道裂伤，还可以避免产后尿失禁的发生。每天反复做数次。

站立、坐位、半坐位、侧卧、仰卧或仰卧屈膝位均可做此运动；配合均匀的呼吸，腹部放松，收紧肛门维持数秒（6～8秒）后放松，如此重复数次；此时，肛门括约肌、会阴部、尿道口括约肌等肌群都在同时做收缩运动。

此运动为私密性运动，简便易行，不受时间、场所限制，关键在运动意识的提高，贵在坚持！

Chapter 3

每天做做手指操，改善孕期失眠症

01 什么是手指操

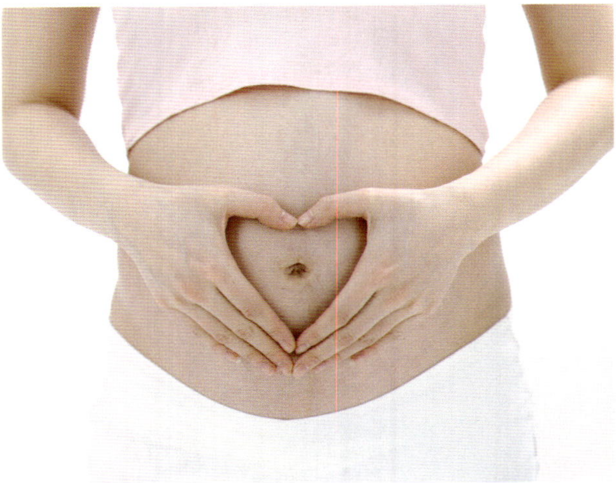

手指操就是用双手大拇指、食指、中指、无名指和小指等进行对抗按压，以达到挤压穴位、消除疲劳及提神作用，同时锻炼孕妈妈手指灵活性，缓解孕晚期手指关节不适。

特别是孕早期，胚胎很脆弱，不注意很容易导致先兆流产。在此特殊时期，孕妈妈不宜过多运动，但是可以散散步，听听音乐，并在音乐的伴奏下做做手指运动，分散注意力，等宝宝长大后也可以带着宝宝做手指游戏。坚持进行手指操运动，不仅可以帮助准妈妈缓解疲劳、改善失眠，也让准妈妈精神饱满，减少焦虑，有利于安全分娩。

02 手指操运动

适合月份：手指操贯穿于妊娠全程，准妈妈孕早、中、晚期均可。

挤压式

准妈妈的手充分张开，食指与拇指尖相触，恢复伸直。然后按中指、无名指、小指做同样的动作。双手同时进行手指操，反复3～5次。尽可能地拉伸手指缝间的角度。

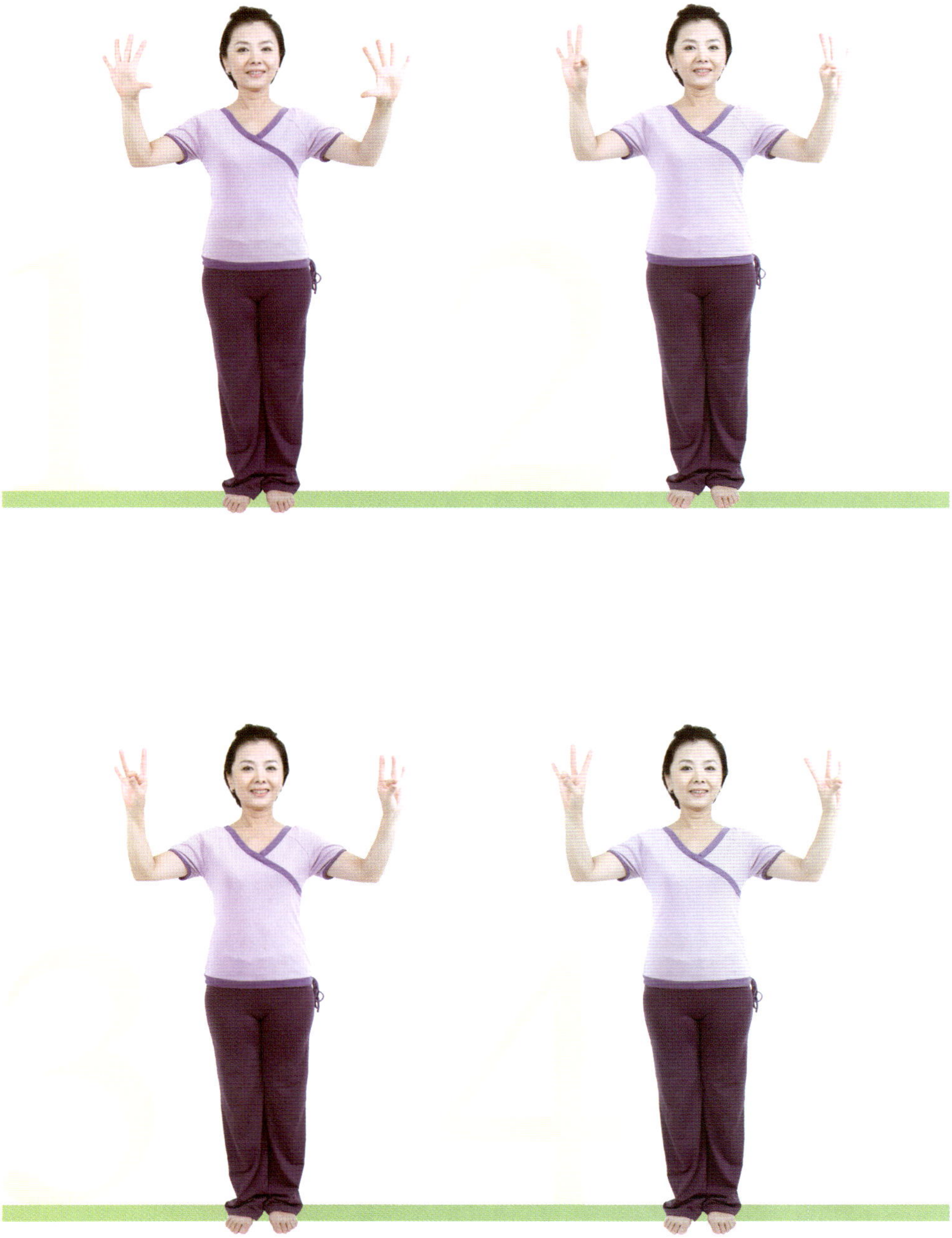

关闭式

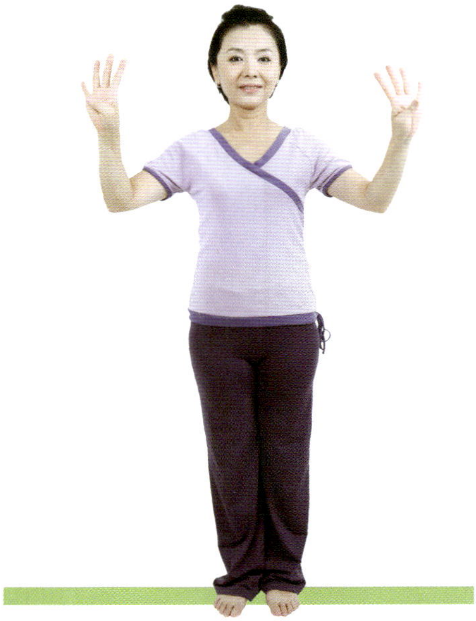

准妈妈手指张开，拇指弯曲，尽量触及掌心最远处，伸直双手同时重复手指操20次左右。

对击式

准妈妈双手相对，十指交错、交叉；然后相互撞击，反复30次；从中医角度讲，这样有助于身体健康。

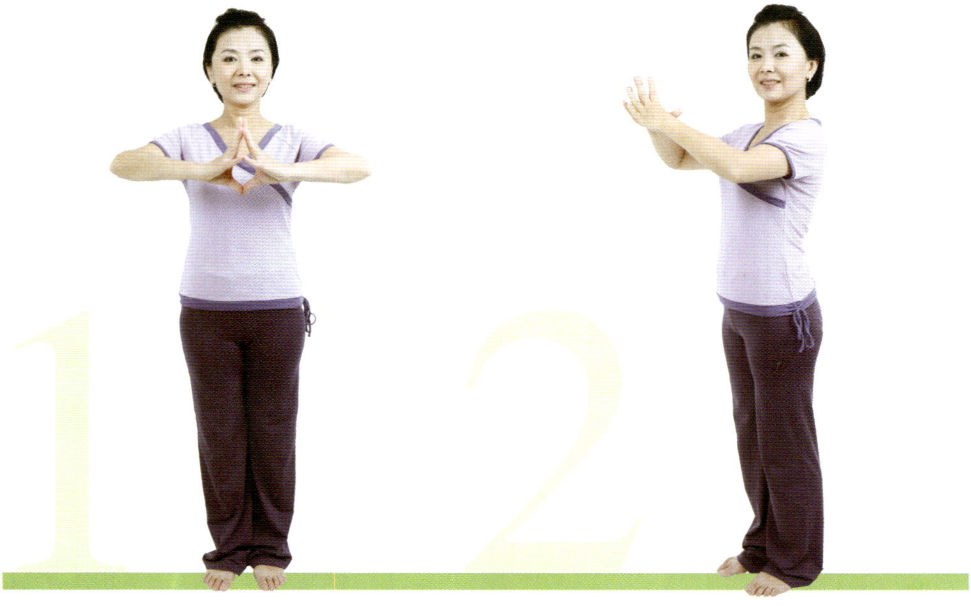

摩擦式

准妈妈双手相对，十指交错、交叉，摩擦掌心与指缝，直至发热为止。

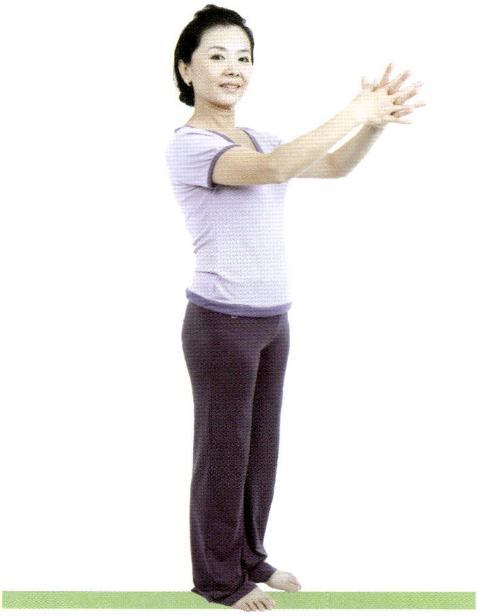

点指尖式

准妈妈先用拇指点食指尖1下，跳过中指，点无名指尖2下，点小指尖3下，再回来点中指尖4下，然后往回点小指尖3下，点无名指尖2下，点食指尖1下，这样算是1遍，反复做16遍。活动大脑，放松精神。

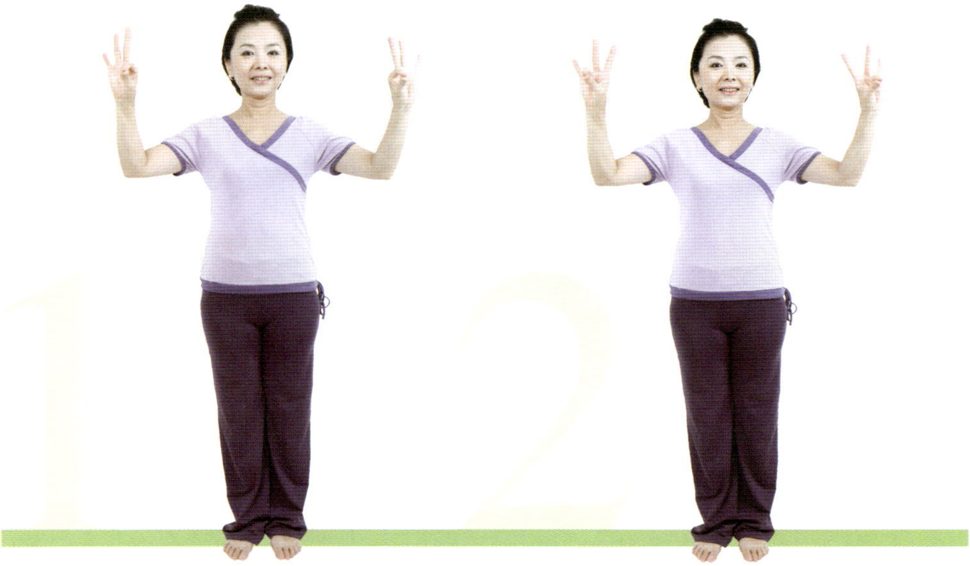

专家提示： 准妈妈做手指操不仅可以健脑，而且能加强血液循环，使呼吸平稳，帮助睡眠，有利于安全顺产，而且，对缓解情绪、预防妊娠期高血压有一定辅助作用。

Chapter 4

轻柔孕产瑜伽，强健子宫，长胎不长肉

孕期运动多样化可以让准妈妈心情愉悦，在舒缓音乐的伴奏下，瑜伽可以让人冥想、放松，缓解焦虑，有助于睡眠。

01 准妈妈练习瑜伽的好处

①瑜伽能改善怀孕后期的不适症状

准妈妈在怀孕期间会因身体的不断变化而处于精神紧张的状态，尤其是怀孕后期，随着子宫的日益增大，背部脊柱承受的压力会带来腰背酸痛、呼吸不畅、便秘等症状。这时准妈妈进行瑜伽练习，可以舒缓紧张而疼痛的肌肉，促进肠胃蠕动，帮助排便与排气，减轻胀气与便秘问题。瑜伽呼吸法还能增加心肺功能，促进血液循环及新陈代谢。

②瑜伽能帮助打开骨盆帮助分娩

瑜伽练习能让准妈妈平衡不断增大的腹部并保持良好的体态，部分伸展动作有助于开胯，通过对盆底的调整，配合提肛运动可以更好地帮助分娩，减少产后尿失禁等并发症的发生。

02 瑜伽运动

准妈妈通过瑜伽的延展动作，如猫式伸直、蝶式运动等，不但可舒缓紧张而疼痛的肌肉，帮助肋骨伸展、加强胸腔及背部肌肉的弹性，还可以让准妈妈情绪稳定、肌肉放松、调节血压，并顺利分娩。

蝶式运动

＊目标：舒展骨盆和大腿内侧肌肉，这是练习骨盆抬升的一个很好的姿势。

1

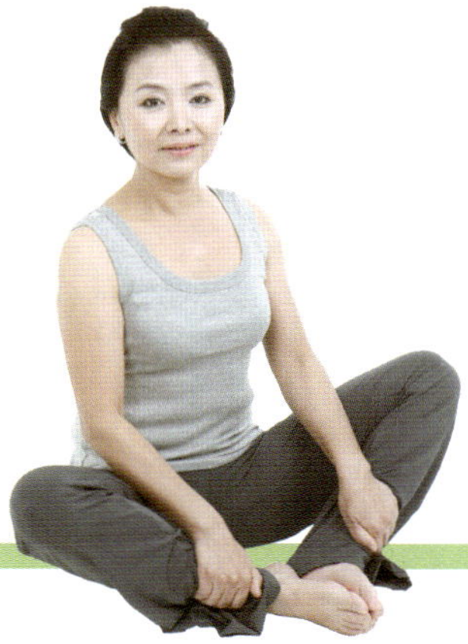

安全坐姿，上身直立，两脚脚心相对靠拢，两脚跟尽量靠近会阴部位，抬升胸骨并放松肩部。

2

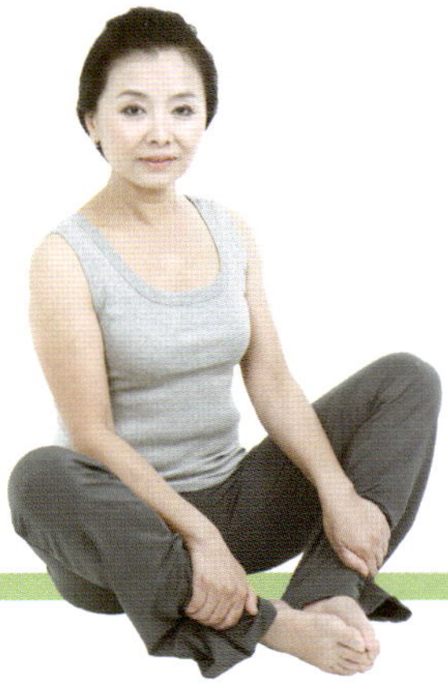

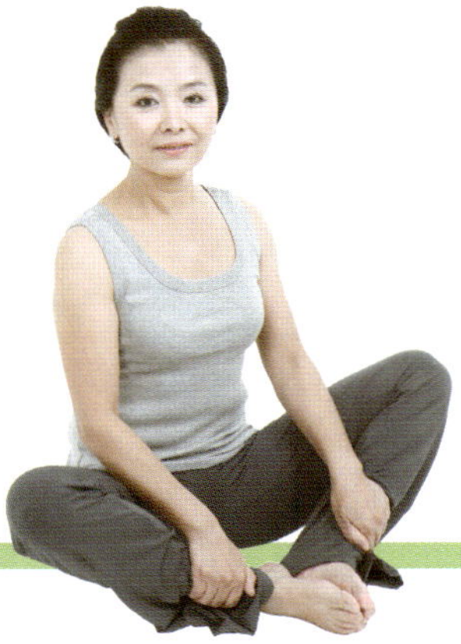

两膝如蝴蝶扇动翅膀一样上下运动，向下运动时，使两膝尽量靠近地面。

猫伸展式

＊**目标：**增加脊椎的灵活性，舒展拉伸肩部肌肉。做猫伸展延长式时，膝盖下面要垫上软垫子，注意把握平衡，不要摔伤。

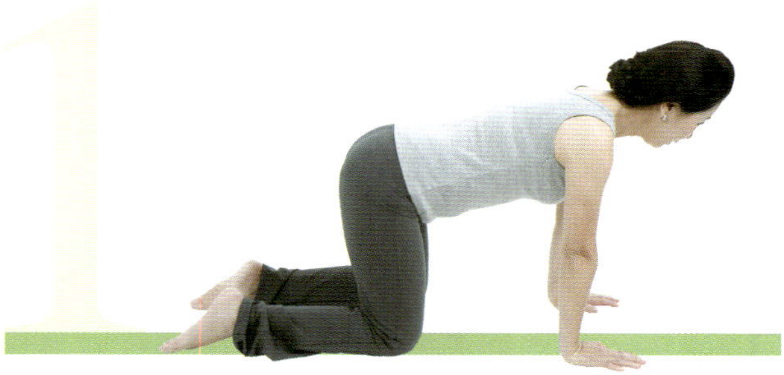

四肢撑地跪在地面上，两臂垂直于两肩之下，手指打开，两手中指互相平行，双膝位于臀部正下方，两腿稍分开。

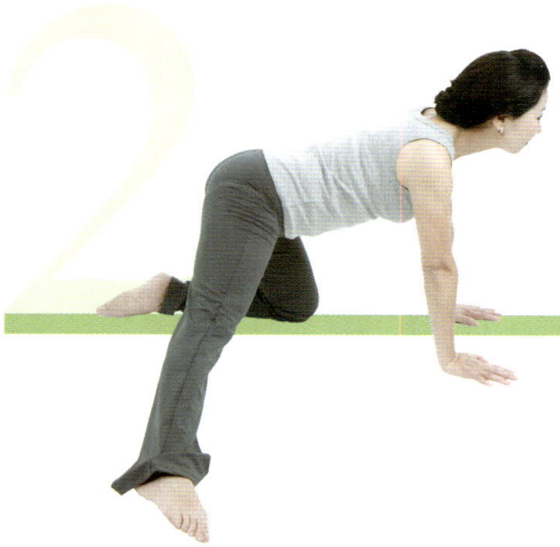

右腿向右侧伸直，脚尖朝下，右臀部放低。

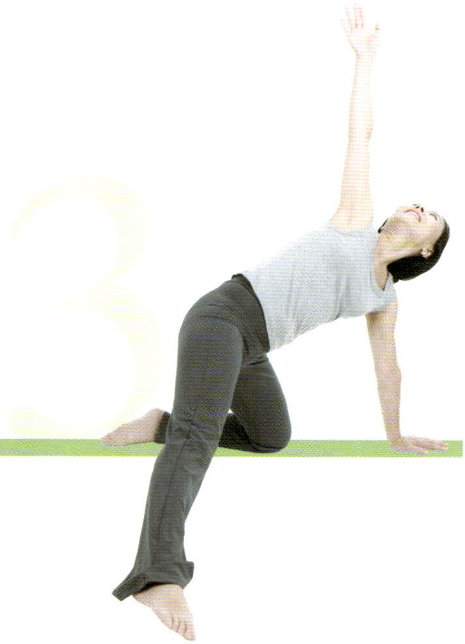

身体保持稳定后，向前抬起右手臂，保持呼吸顺畅，保持姿势以感觉舒适为宜；收回右腿和右手恢复正常呼吸，换左腿和左手重复练习。

蹲式

＊目标： 伸展髋部和腿部韧带，按摩内脏器官，平和心境。下蹲的时候脊柱要挺直，全脚掌着地，下蹲幅度量力而行，保持身体重心平稳，避免身体后仰，做3～4个8拍。练习蹲式可以伸展髋部和腿部韧带，变化姿势还可以舒展肩部肌肉，缓解腰部不适，同时下蹲开胯有助于分娩。

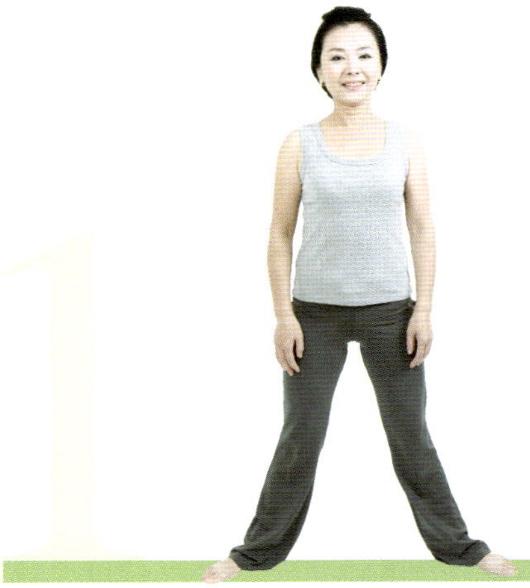

直立，双脚分开略宽于肩，脚趾稍转向外分开约45°，双手自然下垂放在身体两侧。

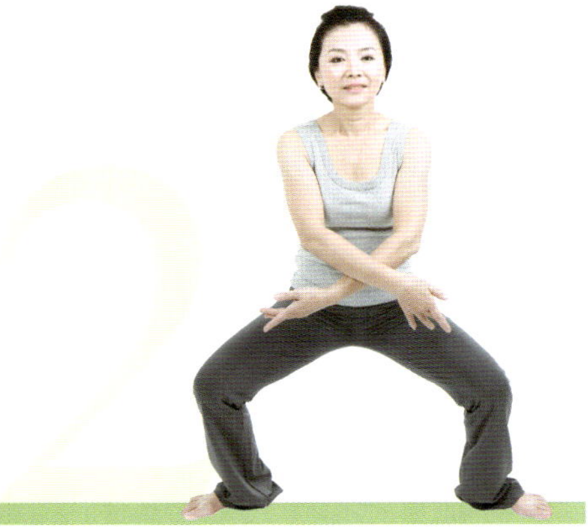

配合均匀呼吸，弯曲双膝下蹲，双手交叉于体前。

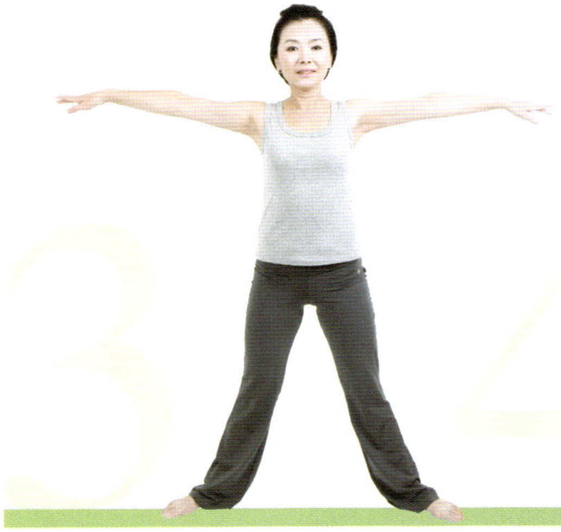

双手同时向两侧打开，利用大腿的力量带动身体站立起身，手臂举到肩膀的高度，手心朝下。

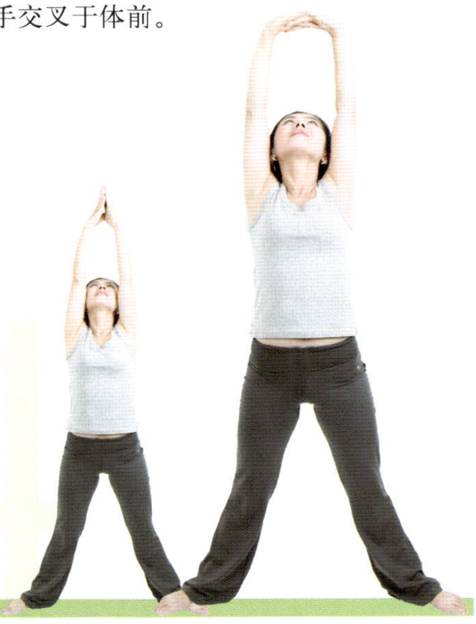

双臂向上伸直，掌心合十，双腿直立；翻转掌心向上，尽量让双臂贴近耳朵、向上伸展，头部后仰，使眼睛注视着双手。

新月式

*目标：增强脊柱的灵活性，舒展臀部和胸部，刺激肾脏和肾上腺。如果准妈妈没有颈椎疾病，可以轻柔地把头抬起，眼睛仰视双手；如果准妈妈的背部比较灵活，双手举起时，尽可能地伸展脊背。

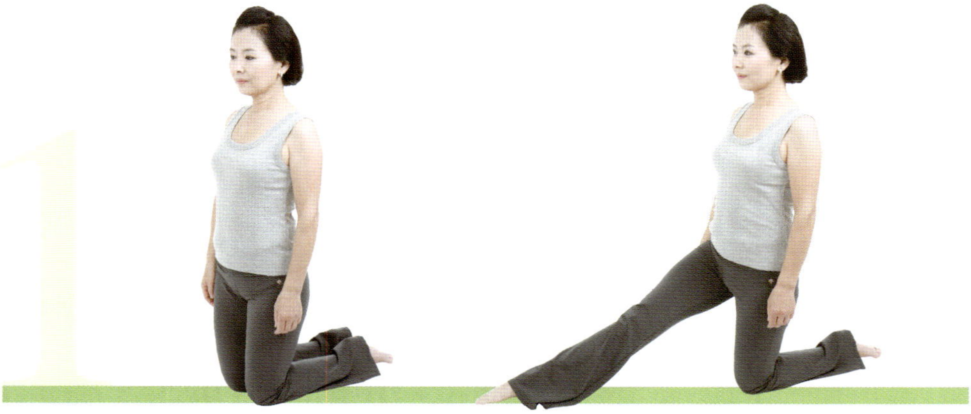

准妈妈双膝跪立，配合均匀地呼吸，同时右腿向前伸直。

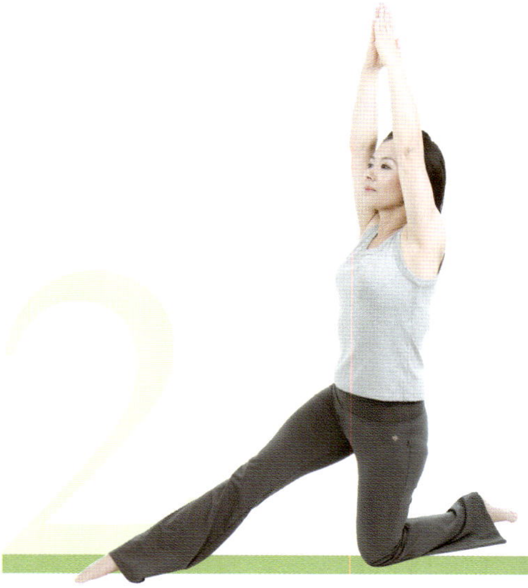

双手合十于胸前，然后双手举过头顶（如果有高血压，只需双手合掌放在胸前）。

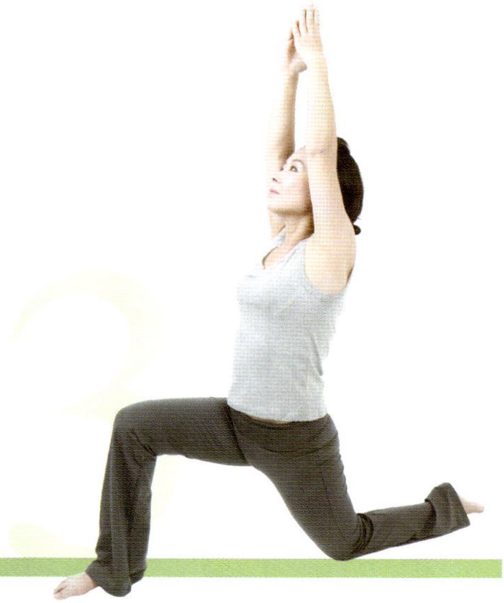

配合均匀呼吸，弯曲右膝成弓步，左臂放低，伸直手肘，身体略微向上舒展，但肩部需要放松。换左腿练习。

牛面式

★目标：矫正脊椎、脊柱的变形，缓解肩膀酸胀，还可以放松肩关节。

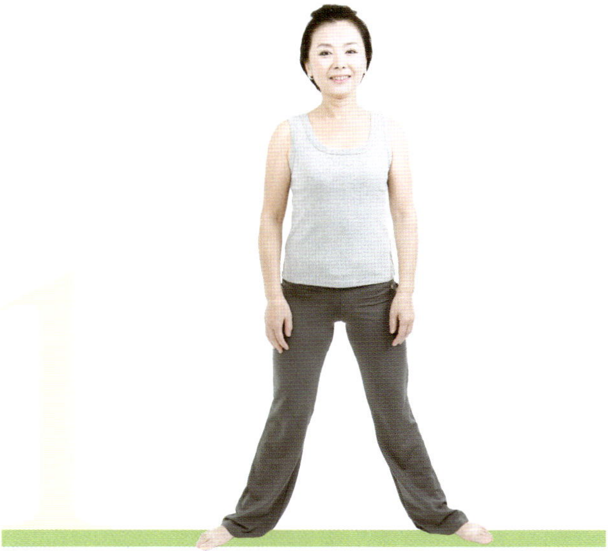

挺直腰背站立，双脚分开与肩同宽，脚尖稍向外分开约45°，双手放在身体两侧。

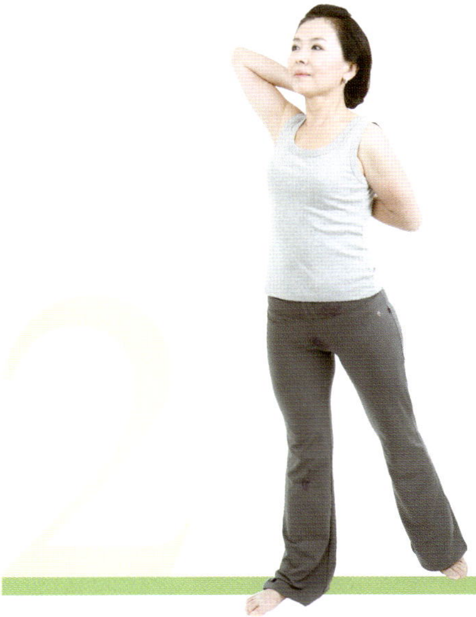

抬起右臂至右耳旁，同时弯曲右手前臂（小臂）在背后掌心向内，上臂尽量外展靠近右耳。

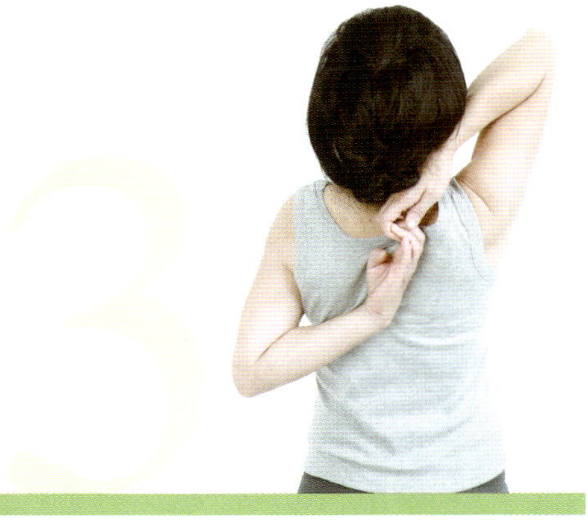

再向后弯曲左臂，左手在背后从下向上伸展，掌心向外，两手尽量相扣，然后松开双手，反方向练习。

交叉扭转

＊目标：锻炼外侧大腿和臀部肌肉。练习交叉扭转可以感受脊柱的延长，以及对背部和腿部肌肉的拉伸。

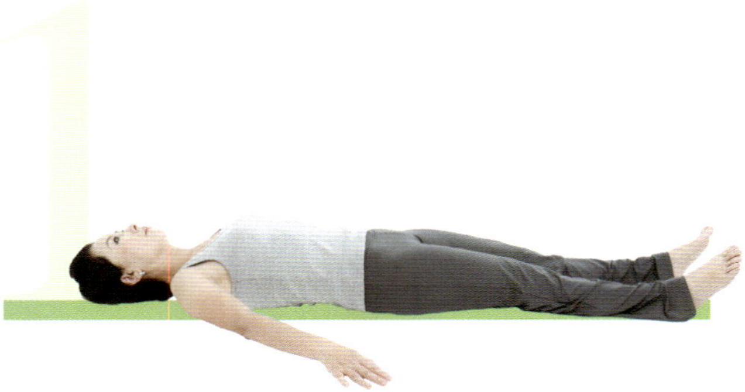

仰卧在垫上，伸直腿，两臂张开，手臂与身体呈45°，肩部始终靠于地上。

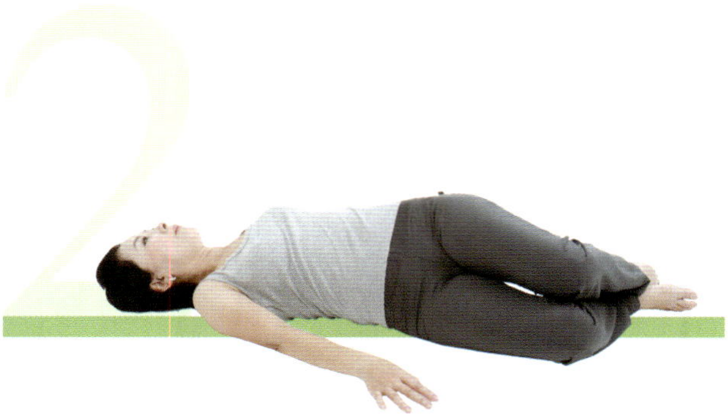

伴随均匀呼吸，弯曲双腿；默数到5，双腿并拢同时向右侧倾斜，幅度量力而行，将头慢慢转向反方向，保持2～3次自然呼吸的时间，恢复到中间姿势，调整呼吸，停顿片刻；向另一个方向扭转，缓慢重复前面动作，每个方向做2次。

左右摇摆

＊目标：锻炼臀部肌肉，放松髋关节。练习左右摇摆可以感受到肌肉拉伸，为分娩做准备。

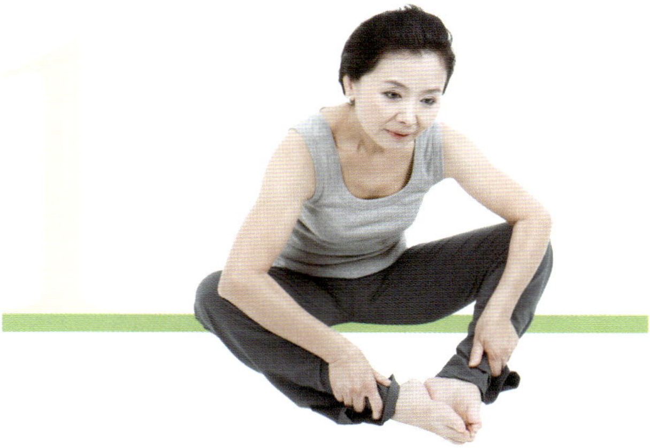

坐姿，头、颈、脊柱呈一条直线，不要刻意用力，双膝弯曲外展、脚心相对。双手放在小腿脚踝上方；身体轻微向前倾，双脚向身体拉近。

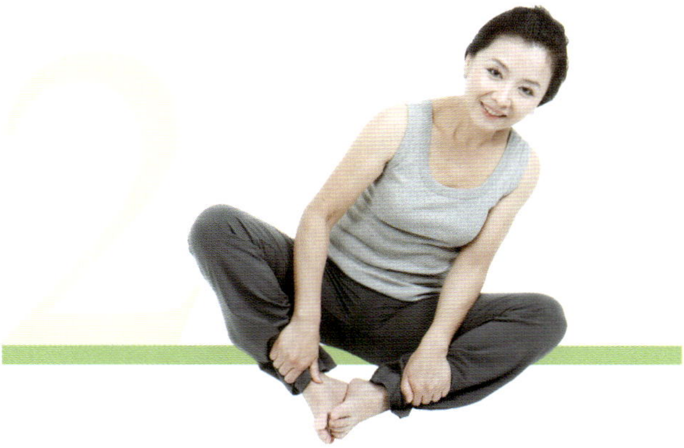

保持自然呼吸，身体自然放松，摆向左侧，将左腿外侧靠近地面，保持臀部打开；借助运动的冲力让身体摆向右侧，左右摇摆至少10次。

人鱼式

＊目标：缓解骨盆压力，舒展腰部。

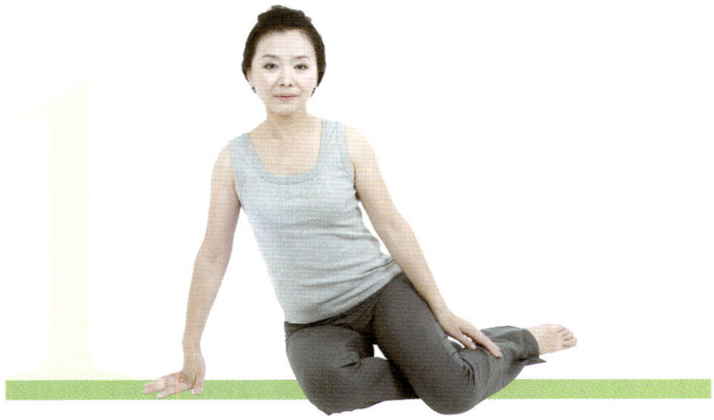

配合均匀呼吸，右腿在体前屈膝，左腿在左身体向后屈膝，双腿弯曲呈同向，坐稳。

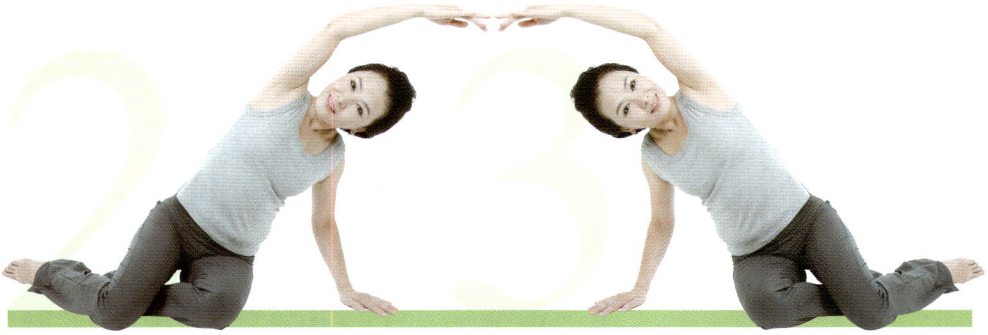

背部挺直，左手托地；右臂从体侧缓慢上举，同时向左做体侧运动，直到腰部得到最大限度的伸展。

慢慢回到运动起始姿势后，换另一个方向，重复上述动作。

Chapter 5

减痛分娩球运动操，有效缩短分娩时间

01 什么是分娩球

分娩球与健身球基本相同，是运动的辅助工具，也是一种运动形式。只是分娩球的承重和质量要求比普通健身球更高。把这种特殊的“健身球”应用于分娩当中，发挥其特有的“助产”功效，所以称之为分娩球。

分娩球起源于20世纪50年代的瑞士，起初是用来帮助训练病患肌肉协调能力及作为脊骨神经受损患者的治疗工具，帮助恢复运动能力。现在，分娩球已经成为待产妈妈舒缓不适的辅助工具，产科也开始利用分娩球鼓励准妈妈自然分娩，不仅能帮助准妈妈减轻第一产程的疼痛，还能加速产程，促进分娩。

02 分娩球运动有什么好处

生产时使用分娩球，借助分娩球的弹性，可以使准妈妈身体肌肉放松，促使宫口扩张。分娩球可以分散注意力，增加舒适度，减少对宫缩痛的关注。分娩球在使用过程中，上下起伏、左右摇摆，对准妈妈的腰骶部、臀部、外阴部起到间接的按摩作用，从而缓解宫缩痛带来的不适，减少了阵痛药物的使用。准妈妈的身体、腰部、骨盆随着分娩球的转动，可以协助胎宝宝下降、入盆、旋转，使准妈妈顺利分娩。分娩球的使用，还可以使准妈妈保持上身直立位，加上球的上下起伏和地心引力，可以促使胎宝宝头部下降，加速产程。

03 分娩球的选择

①选择质量有保证的分娩球。

②分娩球的大小应适合准妈妈的身材。

③分娩球充气不要太满，充气70%～80%，坐上去应有一定的弹性空间。

④坐在分娩球上时，双腿屈曲，大腿与小腿、大腿与身体以90° 为宜，坐球、起身感觉舒适自如。

⑤分娩球配合运动时最好能有一定的前后左右移动空间。

04 分娩球练习前准备

①如果准妈妈希望在分娩阵痛时使用分娩球，可以在孕中期开始学习孕妇球操，并在7个月后接受专业指导，开始练习。

②运动时，需要穿着较宽松、舒适的衣服。

③可在墙边或固定物件一侧进行运动。

④每次使用时要清洁分娩球，配套使用防滑健身垫。

⑤分娩球运动希望夫妻双方共同参与练习，丈夫不仅可以保护妻子，同时给予妻子心理与精神上的支持。

05 分娩球练习的安全原则

①准妈妈应选择大小合适自己的分娩球。

②准妈妈必须用双手固定分娩球方可安全坐下，双脚分开至舒适宽度，运动初期最好有人站在分娩球后方协助准妈妈坐稳。

③准妈妈坐在分娩球上时，双腿屈曲与身体保持90° 左右。

④准妈妈要离开分娩球站起来时，可以借助球的起伏，双手扶膝，缓慢起身；也可以在家人或医务人员的帮助下起身，安全离开分娩球。

06 哪些准妈妈不宜练习分娩球

①有高危妊娠状态的准妈妈，如有妊娠并发症、习惯性流产史、早产征兆、胎膜早破等。

②有内科并发症的准妈妈，如心脏病、肝病、肾脏疾病、甲状腺功能亢进等。

③有外科并发症的准妈妈，如扭伤、摔伤、耻骨联合分离等。

④有不适症状的准妈妈，如头痛、腹痛、出血、心悸、气促等。

⑤没有自然分娩条件的准妈妈，如前置胎盘、双胎、臀位等。

07 分娩球的运动方式

①准妈妈坐在分娩球上做前、后、左、右、顺时针、逆时针旋转运动，或者上、下起伏运动。

“孕”动效果：准妈妈坐在分娩球上做上下起伏运动，借助球的惯性就像浮在水面上，很舒服，不仅能大大减轻下肢的压力，通过运动还能锻炼骨盆底组织，有助于分娩。准妈妈待产时使用分娩球，可借由身体及骨盆的规律摆动，增加骨盆的活动度，让骨盆放松，舒缓腰骶部、会阴部因胎儿头压迫带来的疼痛及其他不适的感觉。在分娩球上做骨盆旋转、摆动，对胎位异常，如枕后位的妈妈也有一定的辅助作用，增加自然分娩的机会；同时，此摆动还可让阵痛中的准妈妈转移注意力。

②准妈妈借助分娩球，以伏姿、背靠或坐靠球的姿势，也可以增加舒适感。

“孕”动效果：因重力原理，准妈妈以不同姿势依靠分娩球运动，能促进胎宝宝在母体内旋转、下降而进入产道，帮助胎位转至正常，促进顺利生产。

③准爸爸跪或者坐在分娩球旁，辅助准妈妈保持身体平衡，可以协助准妈妈按摩腰骶部、肩部、背部或双手。

“孕”动效果：准爸爸的支持不仅可以缓解准妈妈的身体紧张，还令准妈妈分娩前更加放松和安心，最大程度地满足了妻子的心理需求，提供心理帮助，这是任何一种方式、任何一个人都不可替代的。

专家指导：准妈妈在做分娩球运动的同时，也可搭配其他辅助疗法，比如局部穴位按摩、听音乐与冥想放松等。在使用分娩球期间，准爸爸还要协助准妈妈及时补充水分，帮准妈妈把控时间和运动量，这样准妈妈才能精力充沛、保存足够的体力，轻松进入分娩过程。

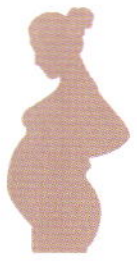

08 分娩球操运动

分娩球站立操运动1

*目标：通过训练，学会配合分娩姿势。

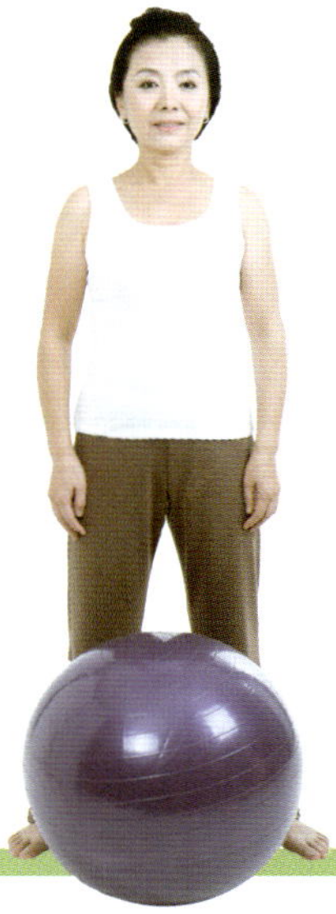

1

挺直腰背站立，双脚分开与肩同宽，保持身体稳定，球放在身体前面。

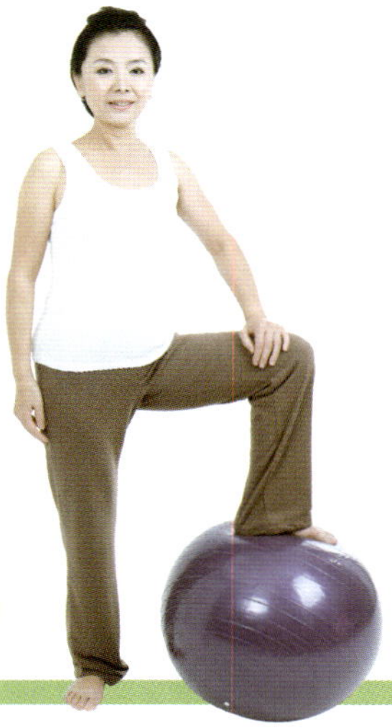

2

左脚踩在球上，手放于左膝盖上方，左脚将球推向身体左侧方，同时腿伸直，足跟落在球上；再用足跟将球拉回，全脚掌踩在球上回到还原姿势；如此循环数次，也可以脚不移动，髋关节外展，单腿开跨，有助于分娩，上述姿势练习时左右腿交替进行。

分娩球站立操运动2

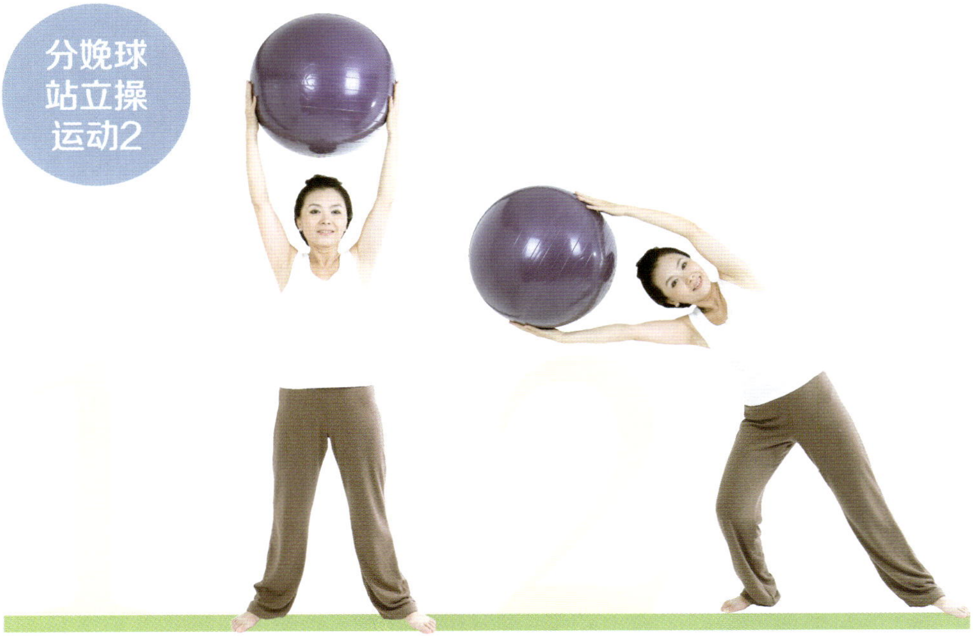

双腿自然分开略宽于肩，背部和腰部伸直，身体自然挺直；屈膝俯身将球从体前缓慢举过头顶，手臂伸直。

身体重心慢慢右移做侧身运动，右腿弯曲成侧弓步，手臂也同时向右侧倾斜。

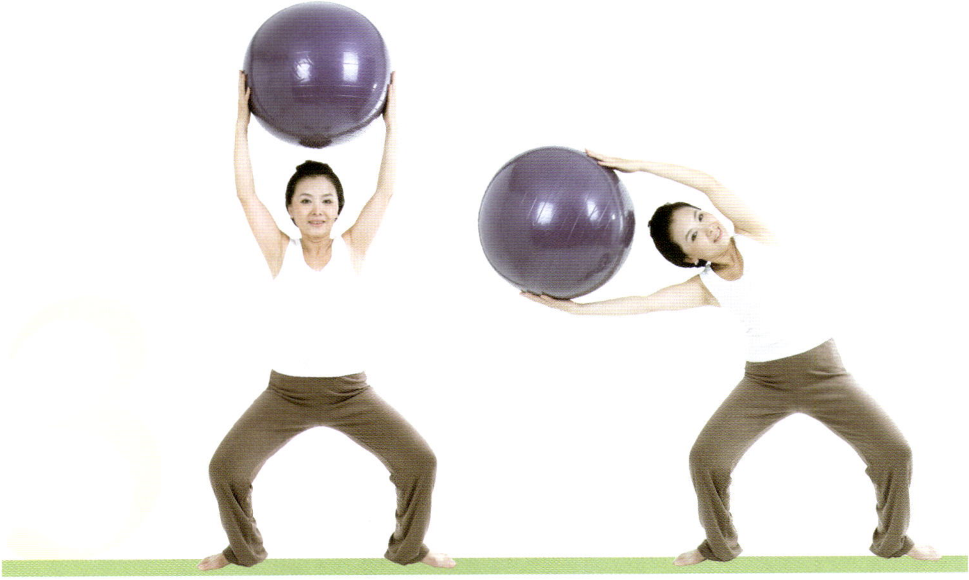

身体恢复原位，双腿弯曲，身体向下蹲，慢慢向右倾斜，手臂也跟着向右倾斜；恢复原位后，放松全身，换另一侧练习。

分娩球站立操运动3

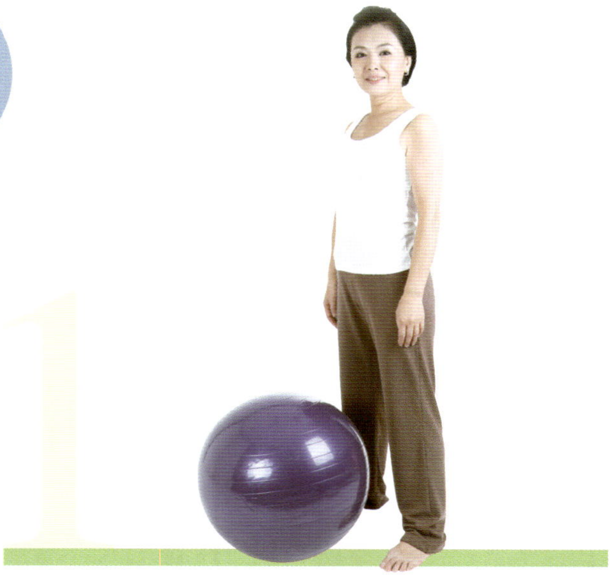

双腿自然分开与肩同宽，身体自然挺立，分娩球放在体前。

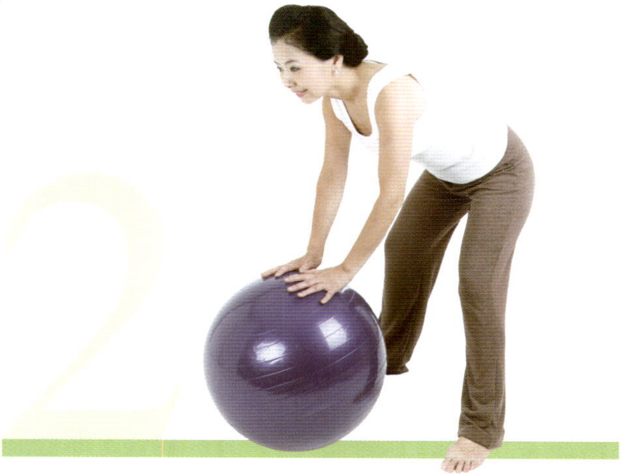

配合均匀呼吸，弯腰屈膝，双手垂直于身体放在分娩球上，双手缓缓将球向前推出。

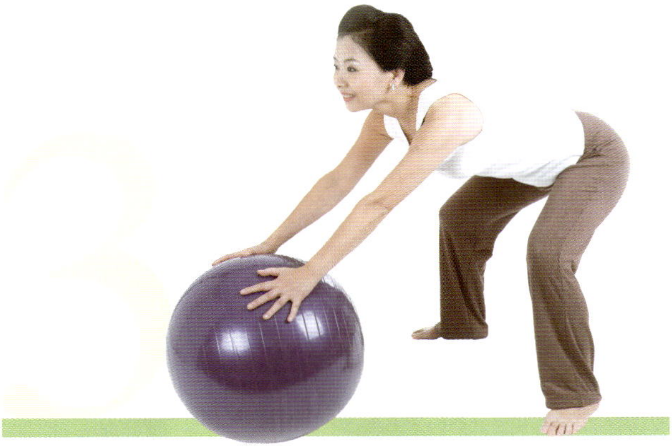

随着球缓缓向前移动，俯身呈水平位同时向下塌腰，向上抬高头部，调整呼吸，保持此姿势片刻。

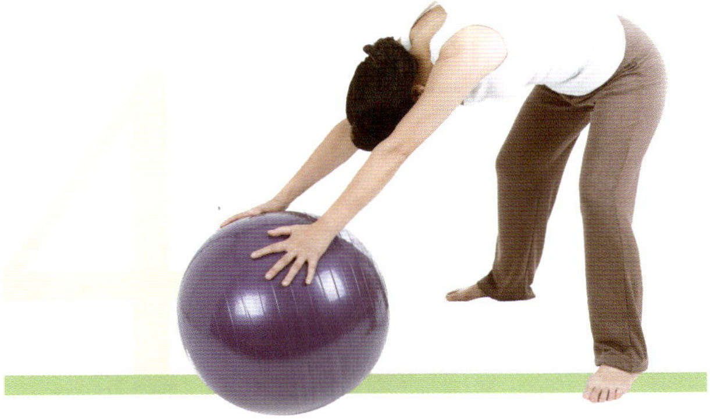

双手将球缓慢移动向身体方向拉近，双手放在分娩球上，向上弓起背部，向下放低头部，调匀呼吸，保持此姿势片刻。

分娩球卧姿操运动1

*** 目标：** 为分娩动作做准备，同时可以促进下肢静脉回流，缓解下肢浮肿。

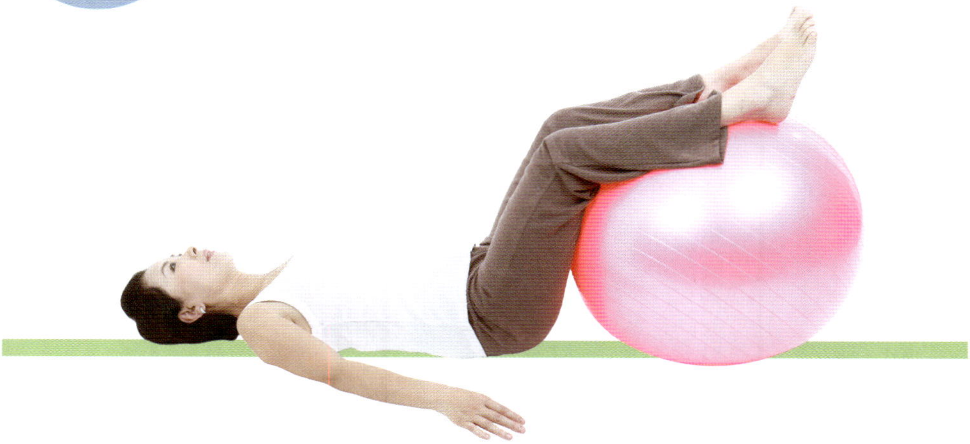

仰卧屈膝位，将腿伸直、小腿搭放在球上。屈膝将球移向身体方向，再将腿伸直，将球推出，反复活动。

分娩球卧姿操运动2

*** 目标：** 为分娩做准备。

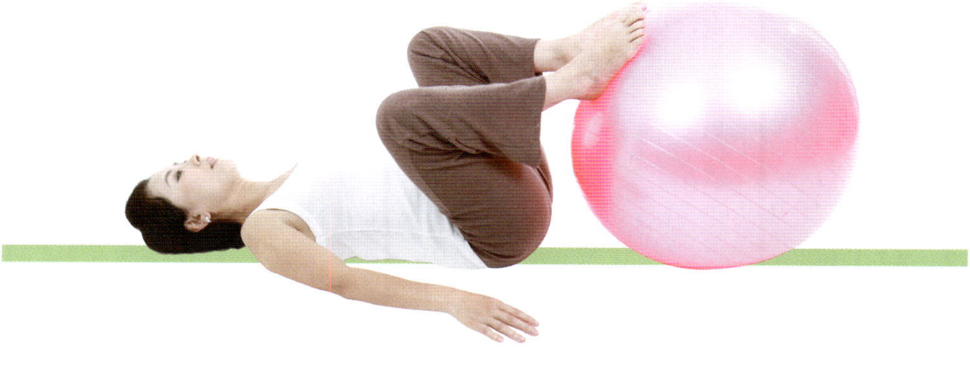

仰卧屈膝位，将球放在两腿中间，双脚举起轻松放在球上2/3的位置，同时屈膝分腿、开胯，模拟分娩姿势，但腹部不要用力。

分娩球坐姿操运动1

*目标：锻炼腰部和髋关节的力量，为分娩做准备。

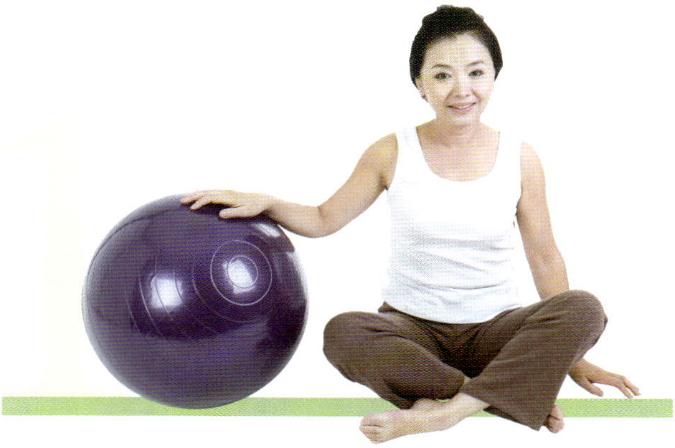

安全盘腿坐下，球放身体右侧方，右手弯曲搭在球上。

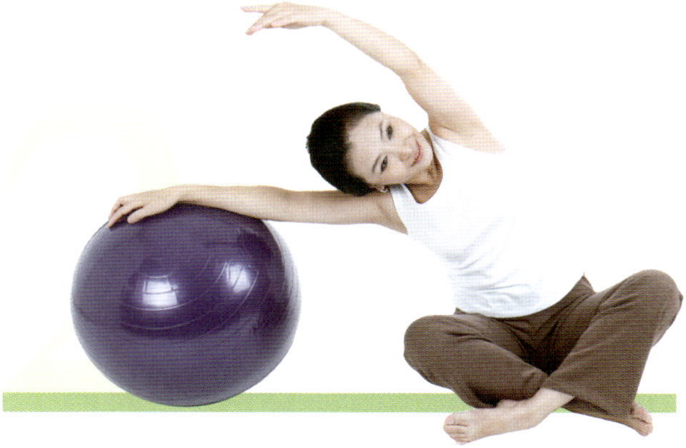

将身体重心右移，同时左手从体侧上举，高度量力而行，右手同时推球至身体右侧方，回到初始姿势，换另一边重复动作练习。

专家提示：为确保安全，球的另一侧应有墙面或家具阻挡，不要滚得太远。

分娩球坐姿操运动2

*目标：训练开胯姿势，为分娩做准备，也可缓解腰部疲劳。

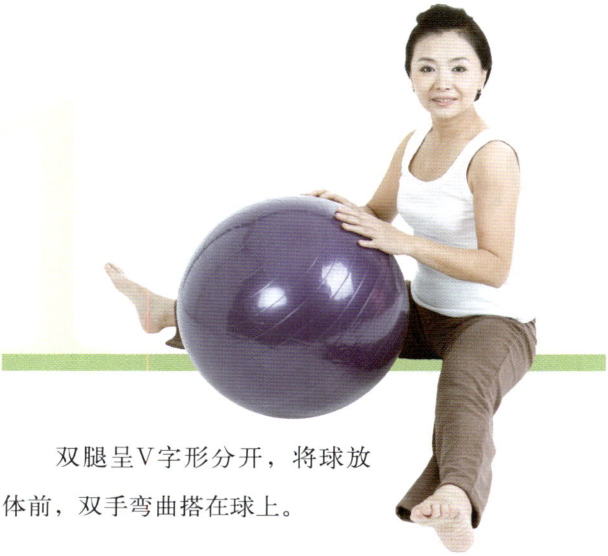

双腿呈V字形分开，将球放体前，双手弯曲搭在球上。

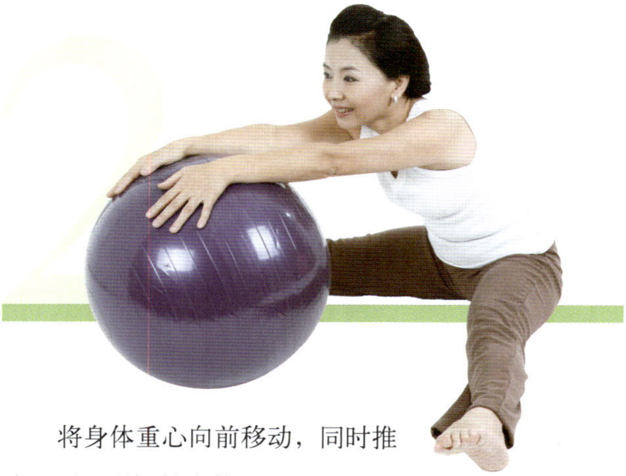

将身体重心向前移动，同时推球，再回到初始姿势。

分娩球坐姿操运动3

*目标：可舒展背部，使身体放松，使脊椎一节一节地舒展开来。

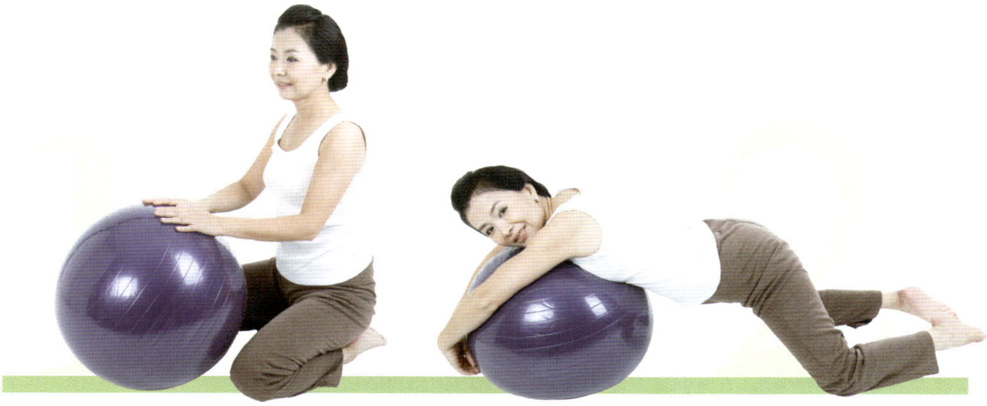

双腿分开屈膝，缓慢跪在分娩球前，保持上身直立，双手放在球上。

缓缓向前推动分娩球，同时身体也慢慢向前移动，将身体胸部放在分娩球上，保持30秒。

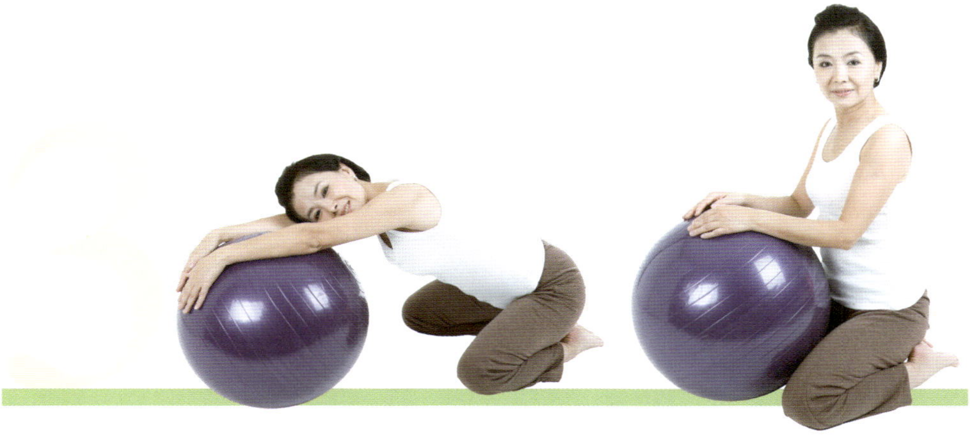

缓缓向后滚动分娩球，借助腿的力量回到原来的位置。

分娩球坐姿操运动4

* **目标：** 有助于活动腰腿部，有效缓解孕期腰腿不适。

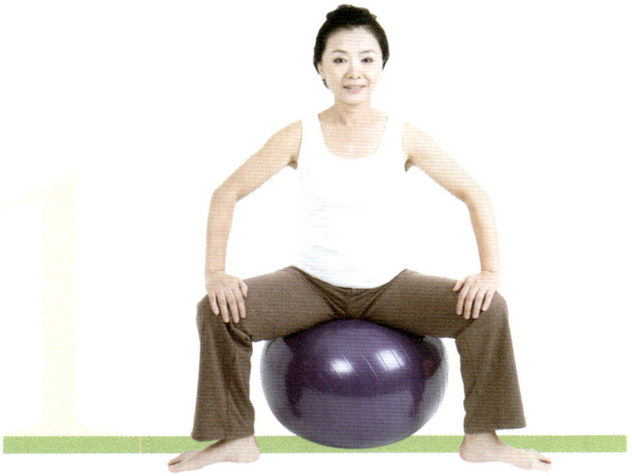

手扶膝关节，身体重心坐在球的中央。

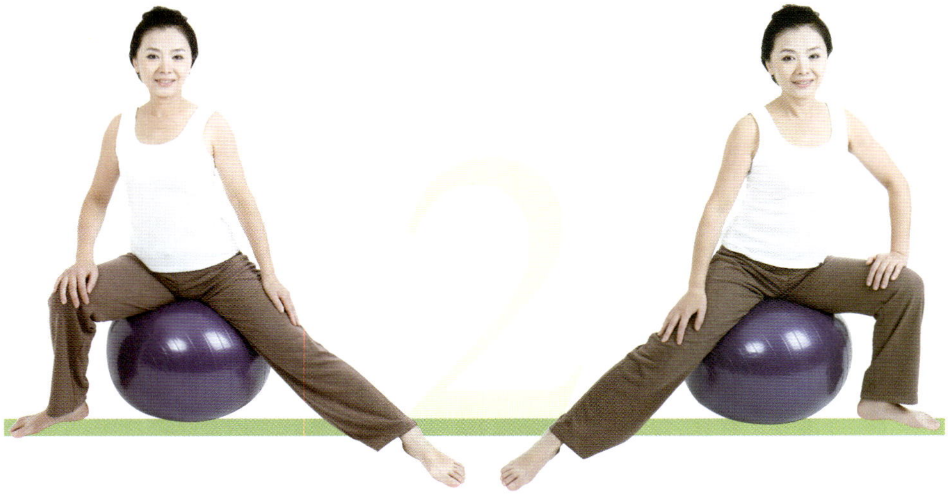

以右腿为支点，身体重心向右移动，右腿弯曲，同时左腿伸直。同法向反方向运动。

分娩球坐姿操运动5

*目标：对腰骶部及会阴部达到间接按摩的作用。

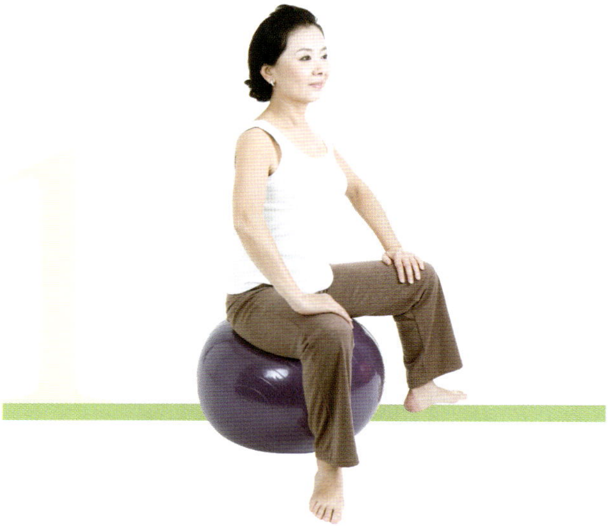

手扶膝关节，身体重心坐在球的中央。

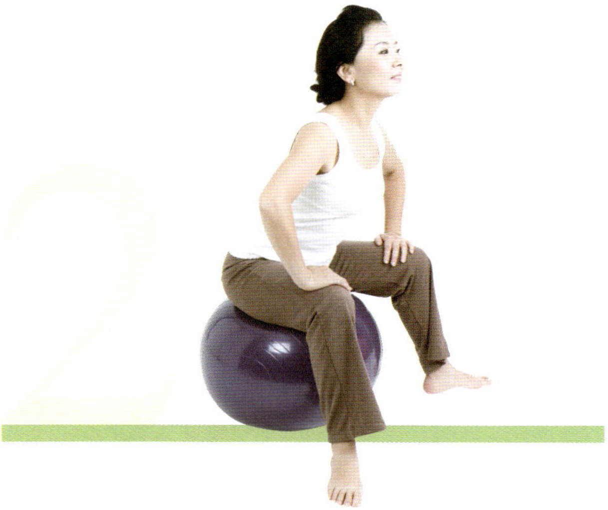

身体重心前后移动，做骨盆前后移动的动作，但移动幅度不要太大，以确保安全。

专家提示：上述坐在球上的坐姿操都可以运用在产房待产的过程中。

分娩球坐姿操运动6

*目标：有助于活动肩臂部，有效缓解孕期肩臂不适。

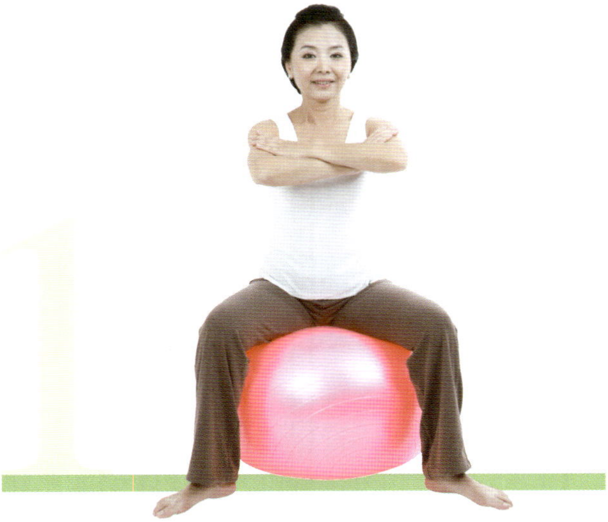

在分娩球上坐好，将重心置于尾骨上，上身保持正直，双腿分开略比肩宽，双手合十（或交叉）置于胸前。

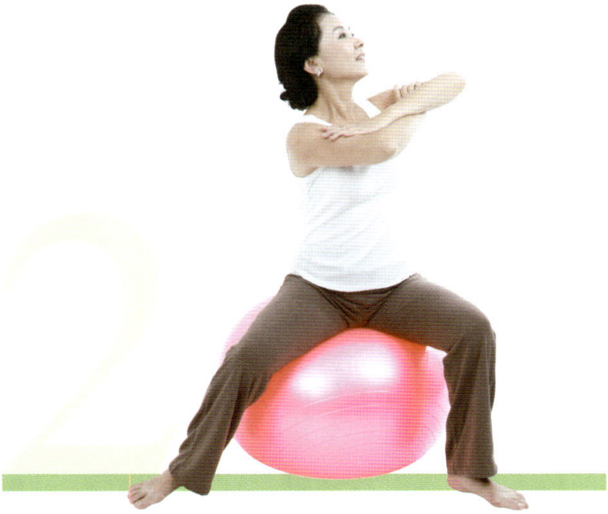

背部挺直，伴随均匀呼吸，双手带动身体慢慢转向左侧，头部随着上身转动，慢慢还原到准备的姿势，换到相反方向。

分娩球
坐姿操
运动7

* **目标**：有效润滑肩关节，缓解肩部的沉重感。

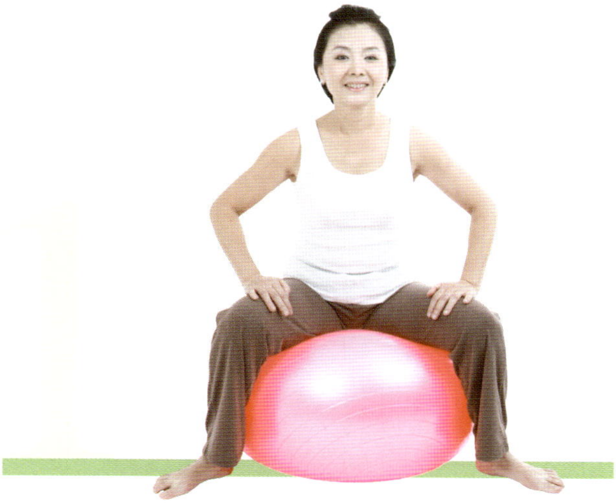

在分娩球上坐好，将身体重心调整坐在分娩球中央，上身保持正直，双手置于腿上。

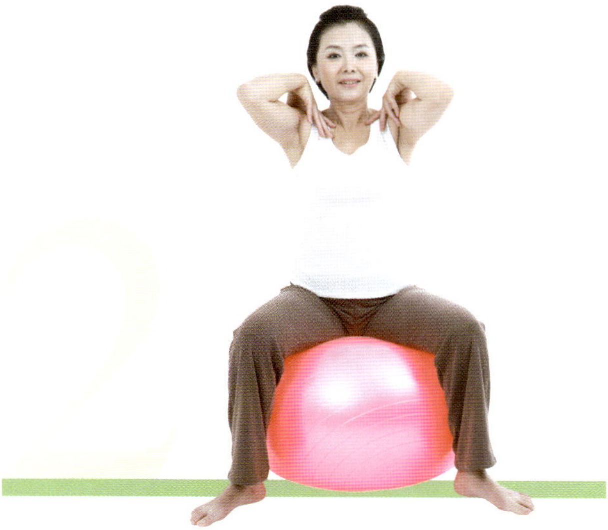

将双手置于肩上，伴随均匀呼吸，两肘做肩部环绕运动，用肘部带动肩部向前慢慢画圆，手臂尽量向上抬起，再做反方向，直至肩部完全放松。

Chapter 6

保胎安胎助娩操，降低各种妊娠反应

01 做助娩操的好处

①准妈妈做助娩操，可加强腿部肌肉、盆底组织及韧带的锻炼，提升准妈妈心肺功能，可缩短产程，减少、减轻软产道裂伤，利于自然分娩。

②以活动下背、脊椎为主的助娩操，可以舒缓准妈妈孕期腰背酸痛。

③以活动下肢为主的助娩操，可以帮助准妈妈发展下腹及大腿力量，还可以消除浮肿，帮助顺利分娩。

④休息式助娩操，可以帮助准妈妈调整呼吸，放松、稳定情绪，缓解产前焦虑，有助睡眠，以良好的精神状态迎接分娩；同时以良好的情绪与宝宝对话，也是一种胎教。

⑤通过做助娩操，准妈妈坚持做缩肛运动，可以预防产后尿失禁。

02 做助娩操的注意事项

①做操环境空气新鲜、流通。

②衣着宽松、舒适。

③运动前排空膀胱。

④不要太累，做完一遍体操后如果感到累，就应该适当减少运动量。

⑤可以从怀孕中期开始做助孕操，避免动作过大，孕期不宜做俯卧动作。

⑥孕期运动避免过度使用腹肌、增加腹压，出现异常情况应立即停止运动。

03 助娩操

准妈妈通过瑜伽的延展动作，如猫伸展式、蝶式运动等，不但可舒缓紧张而疼痛的肌肉，帮助肋骨伸展及加强胸腔及背部肌肉的弹性，还可以让准妈妈稳定情绪。

调整呼吸训练

目标：伸展髋部和腿部韧带，按摩内脏器官，平和心境，调整呼吸，有利于配合分娩。变化姿势还可以舒展肩部肌肉。每天早晚各做两次，每次2～3分钟。适合初级水平练习者，准妈妈孕中、晚期皆可练习。

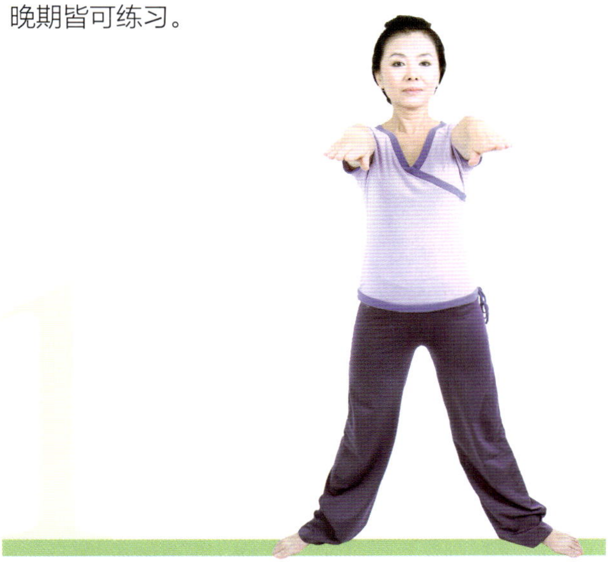

1

双脚分开略宽于肩直立，脚趾稍转分开。配合均匀呼吸，手臂向前举与肩的高度呈水平，掌心向下。

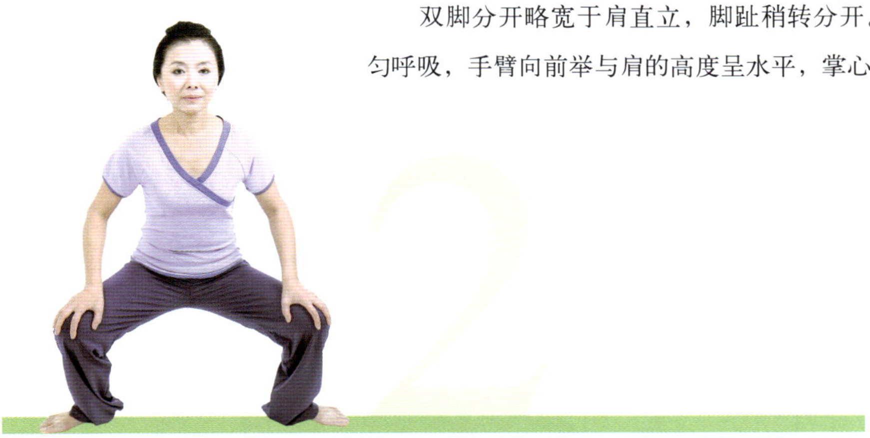

2

弯曲双膝下蹲，臀部可以挨近地面，但一定要量力而行，双膝尽量分开；如果脚跟抬起，可以在脚跟下放木块、书籍或者电话簿，保持身体稳定性。

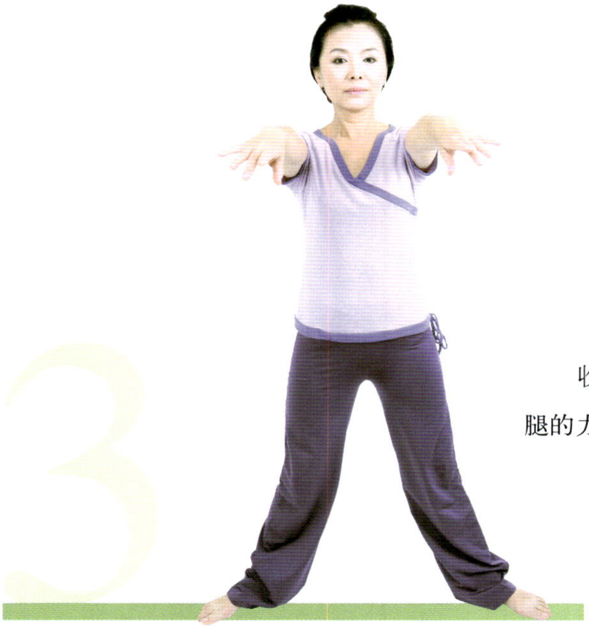

收缩腿部的股四头肌，然后利用大腿的力量带动身体起身，直立而站。

仰卧收缩式

＊目标：作用在于加强骨盆底肌肉的锻炼，可以避免漏尿现象，同时训练准妈妈学会肌肉放松，减少产程中产道裂伤程度。每天早晚各做两次，每次2～3分钟。适合初级水平练习者，准妈妈孕中、晚期皆可练习。

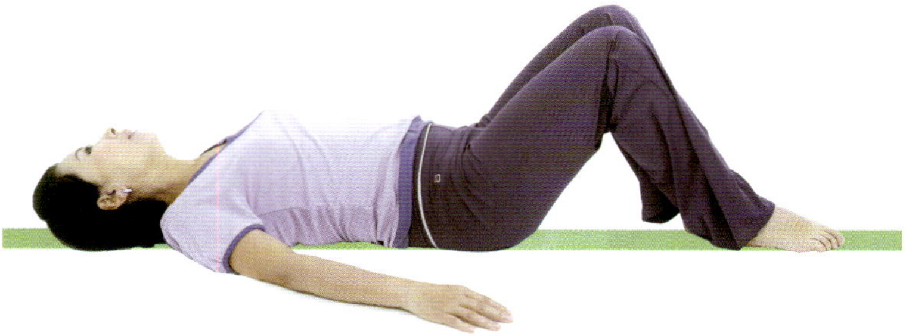

仰卧在床上，两膝弯曲，像要终止排尿那样用力收紧阴道肌肉，维持片刻，逐渐放开。重复做10次。这是另一种缩肛运动。

蝴蝶式

* 目标：这个体式对于骨盆相当有益，能促进血液循环，缓解坐骨神经痛，对于自然分娩很有帮助。每天重复3次，每次10分钟。适合初级水平练习者，准妈妈孕中、晚期皆可练习。

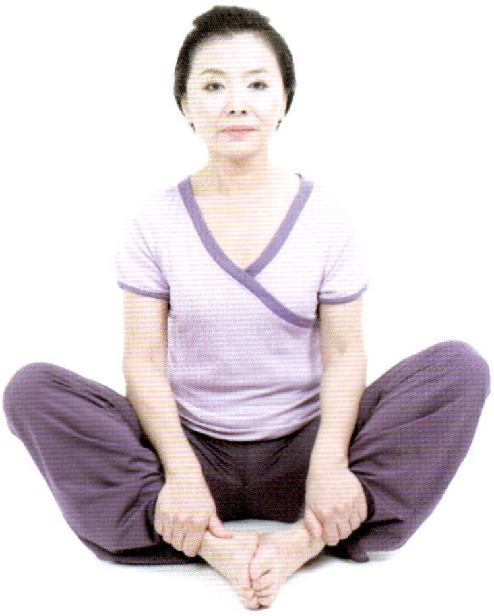

腰背挺直，坐在垫子上，弯曲膝盖，脚跟贴近身体。两只手抱住两脚脚踝，尽可能地将膝盖下压，同时身体向前倾至极限处，再回到原位。腰部要伸直，臀部不要离地。

04 放松操

运动后放松与运动前的热身一样重要，所以放松操对于运动而言也非常重要。

坐姿伸展开胯

* 目标：伸展和拉长大腿内侧肌肉、开胯，为分娩做准备。

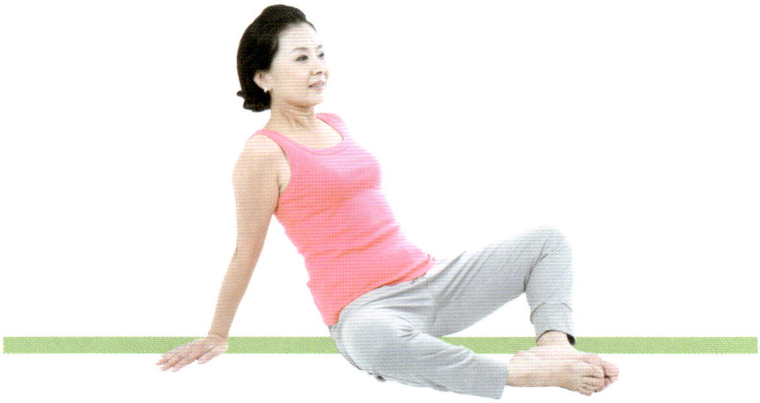

坐在地板上，屈膝，双脚掌并拢，双手置于身后，地面作为支撑，收紧骨盆。拉长脊椎，身体坐直。双手移近身体，借助手臂力量，推动臀部慢慢移向脚跟，同时做双膝震颤运动，直到感觉大腿内侧有拉伸感，保持脊椎拉长，肩膀下垂。但需注意，如果骨盆前面有疼痛感，立即停止。

选用动作，也可以将上身向后倾，保持身体放松。

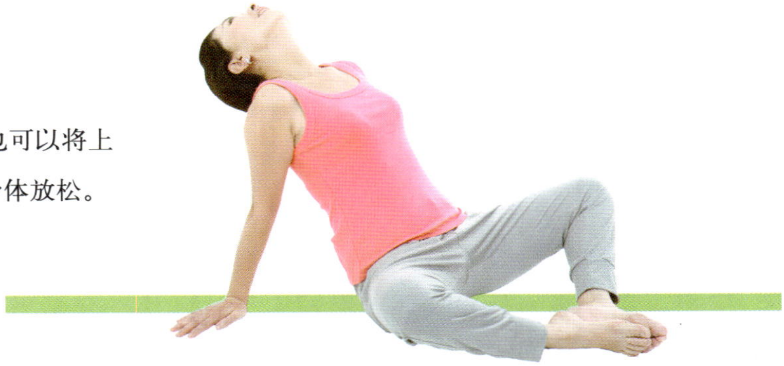

坐姿伸展臀肌

＊目标：伸展和拉长臀部与大腿外侧的肌肉、开胯。

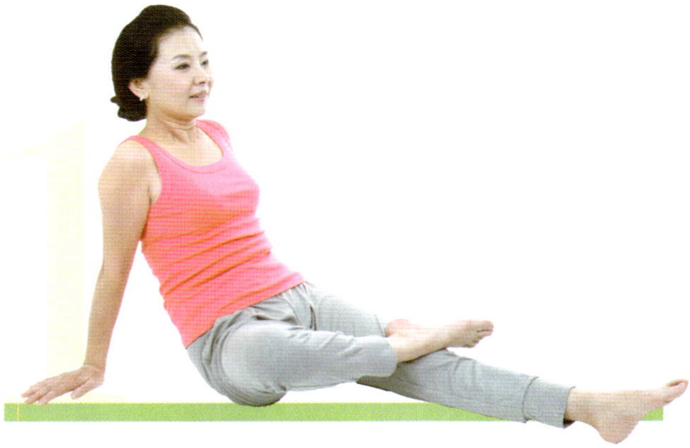

坐在垫上，双腿向前伸开，双手置于身后支撑地面，身体微向后倾，屈右腿，把右脚踝搭在左腿的膝盖上。

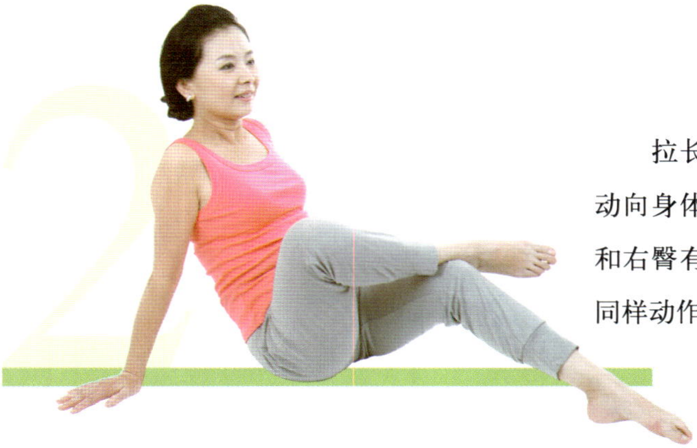

拉长脊椎，轻轻屈起左腿移动向身体方向，直到觉得右大腿和右臀有拉伸感。然后左腿重复同样动作。

伸展小腿

★目标：伸展和拉长小腿肌肉。

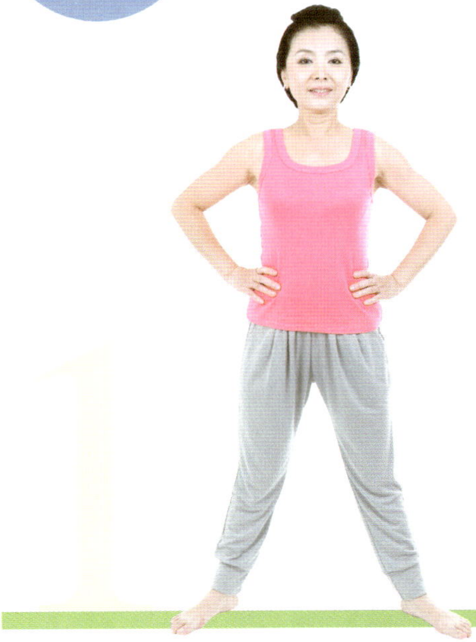

1

身体站立，双手叉腰，左腿向身体左侧方迈出。

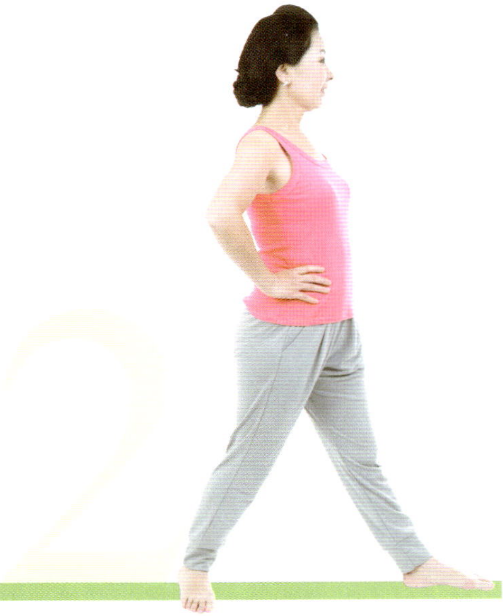

2

以左脚跟为轴，左脚尖向左旋转90°，同时身体慢慢转向左侧，身体重心在两腿中间，目视前方。

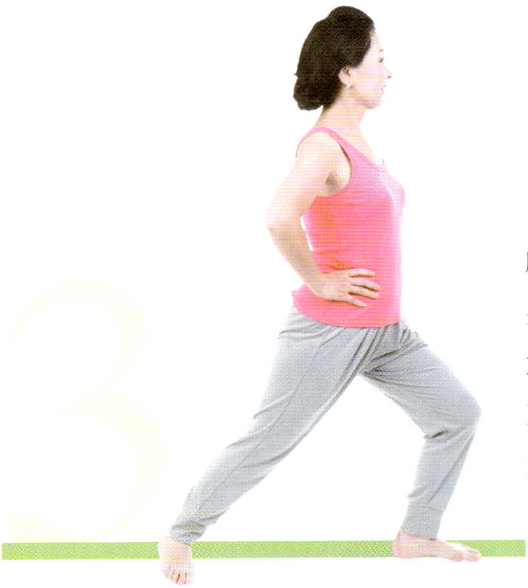

3

弯曲左腿，伸直右腿呈弓箭步，右脚不离地面，保持身体重心前倾。然后身体重心还原至两腿中间，右腿弯曲，左腿伸直，脚掌不离地面；身体重心移至后方；再将身体重心还原至两腿中间，换腿做同样动作。

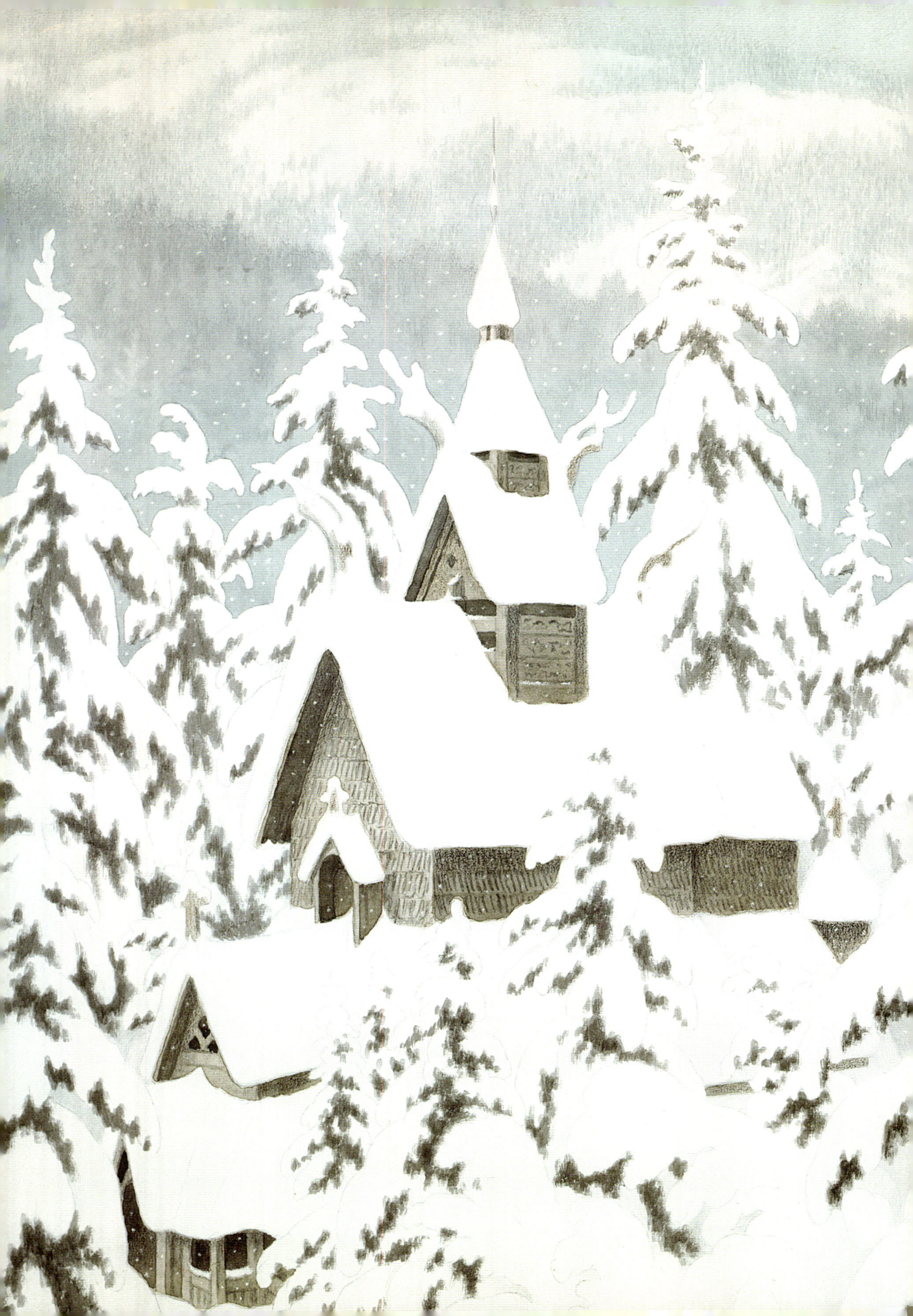

Part 4

平稳心绪呼吸减痛法，让妈妈轻松分娩

Chapter 1

了解呼吸减痛分娩法

01 什么是呼吸减痛分娩法

呼吸减痛分娩法也叫拉玛兹（拉梅兹、拉玛泽）呼吸减痛分娩法，它是在1952年，由法国医生拉玛兹（Lamaze）先生研究、发明并传播的。

拉玛兹分娩法也被称为心理预防式的分娩准备法，这种分娩方法要求准妈妈从怀孕早期开始一直到分娩，都要学习分娩相关知识，在适宜的孕周进行有关神经肌肉控制运动、产前运动及呼吸技巧的学习和训练，从而让准妈妈能在分娩时转移注意力，减轻疼痛，并在每次宫缩时运用分娩呼吸来分散注意力，适度放松肌肉，从而减轻分娩的疼痛。

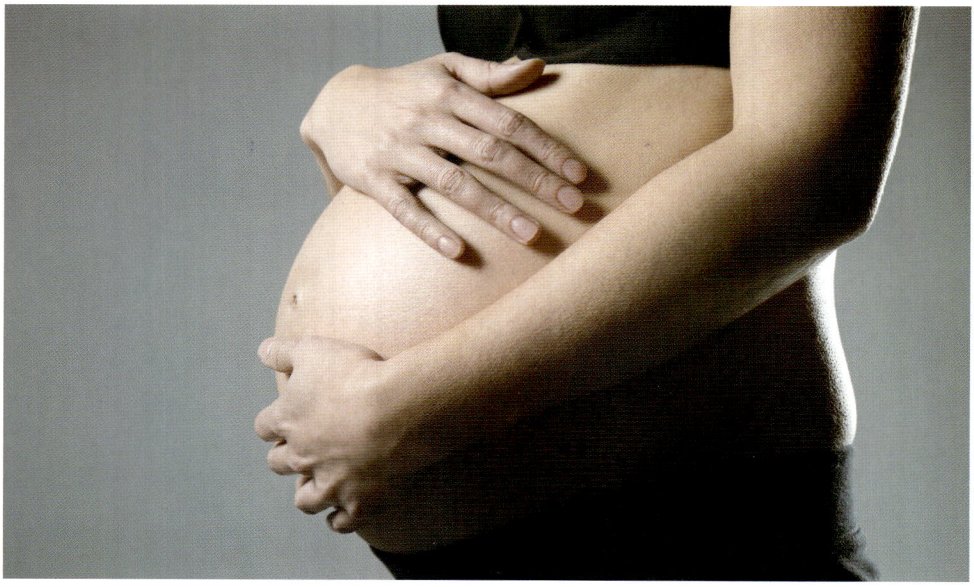

呼吸减痛分娩法是一种分娩预备训练的方法，可以使准父母在产前对分娩过程就做好充分的心理和生理准备，经过训练掌握分娩技巧及减轻疼痛的各种方法。

02 呼吸减痛分娩法的原理

呼吸减痛分娩法是依据巴甫洛夫的“条件反射原理”，见下图：

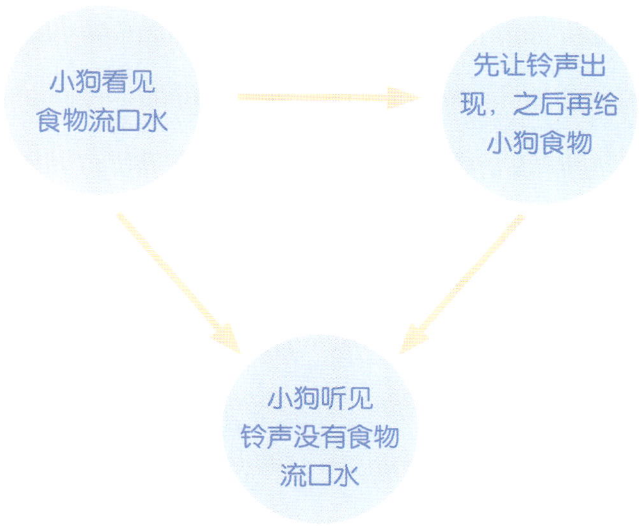

小狗见到食物开始分泌唾液是非条件反射，这种非条件反射是在长期生物进化过程中形成的。

巴甫洛夫的条件反射试验（简述）：先摇铃再给小狗食物，小狗得到食物会分泌唾液。如此反复。反复次数少时，小狗听到摇铃会产生一点儿唾液。经过数十次重复后，发现单独的声音刺激可以使小狗产生很多唾沫。经过许多次重复训练，仅仅听到声音1～2秒后，小狗就开始分泌唾液。在这里，食物是非条件刺激，即已有的一种反应诱因；分泌唾液是非条件反应。

巴氏实验中，食物和铃声之间的联系重复，最终导致小狗将食物和铃声建立联系，并在听到铃声时即开始分泌唾液，这种由铃声刺激引起的唾液分泌的反应就是一种条件反射。

巴甫洛夫发现：某些无关动因或中性刺激（如铃声）与非条件刺激（如食物）在出现的时间上相结合（强化），经过若干次训练以后，单独的中性刺激（条件刺激）也能引起与非条件刺激产生相同的反应，这就是条件反射。

条件反射是一种具有普遍意义的大脑活动方式，是高等动物和人类对环境刺激的一种适应性反应。巴甫洛夫认为，学习是条件反射的建立过程，记忆是条件反射的巩固。条件反射建立与巩固的过程就是学习记忆的过程。因此，在实际学习、教育实践中需要有意识地通过反复训练而建立条件反射来改变身体的反应，从而达到训练目的，养成良好的习惯或培养有益的兴趣与爱好，或消除不良情绪与不良感受。

由于分娩妈妈临产以后会有宫缩，宫缩又会带来疼痛，于是，随着产程的进展、宫缩的加剧，准妈妈们都会因此而出现不同程度的焦虑、紧张、恐惧等不良情绪，这种不良情绪会使疼痛越来越剧烈。原因在于：惧怕疼痛导致精神紧张，精神紧张使子宫血管缺血缺氧，缺血缺氧致使宫缩痛在原有的基础上逐渐加剧；持续下去就产生了恶性循环，越害怕疼痛越厉害，越疼痛就越害怕，而此时的疼痛加剧并非宫缩疼痛带来的，而是精神紧张所致。

针对这一原因，将巴甫洛夫的条件反射原理运用到分娩当中，在分娩妈妈还没有出现宫缩时，就开始训练她们尽可能地放松，从而避免分娩妈妈因为紧张而导致疼痛加剧。

巴甫洛夫的条件反射原理运用在分娩中，如下图：

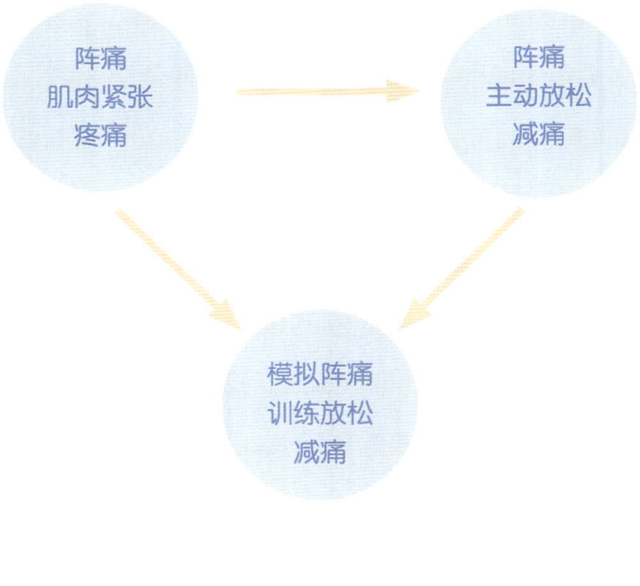

幸福妈妈分娩故事

03

顺产，仅仅4小时

超过预产期5天后，我住进了医院。因为过了预产期而且羊水又少，医生给我用了催产素。晚上11点左右有偶尔宫缩的感觉，但是和我孕晚期经常出现的假宫缩感觉差不多，所以没在意。

第2天凌晨1点多开始，宫缩变得有规律了，七八分钟一次，强度开始变大，我开始用呼吸法来减轻自己的疼痛感，挺管用的，因为半夜实在太困，疼痛间隙我还抓紧时间迷糊了两小觉。慢慢地宫缩变成五六分钟一次，强度更大，呼吸法还是很有帮助，虽然痛但是还能忍，当时我想的是席雪老师说过的话——宫缩像爬山，开始越来越疼，到了最痛也就上了山顶，然后下山就好多了。因为我和老公经常户外爬山，所以这一形象的比喻我很容易理解，按照这个方式调整呼吸也特管用。

此后，疼得更厉害，我还是调整呼吸，想着上山下山，然后休息，再上山下山，再休息，如此循环往复。

渐渐地，疼痛开始突然加剧，感觉有些承受不了了，爬山式呼吸有些乱了阵脚，疼的时候我开始较劲，似乎到了极限。但我又记起课上老师说的话：感觉真的痛得不行了，忍不了的时候离生也就不远了，坚持一下就胜利在望了！我继续坚持，坚持就是胜利。

助产士看我真的宫缩很紧，又查了查，说真不可思议：已经开全了，可以上产床了。疼痛间隙我上了产床，这时是4点半。我让自己镇定下来，听着助产士的口令，想着用力的方法，努力用力，而且这时没那么痛了。不一会儿，助产士说：“宝宝头出来了，再加把劲儿。”我配合得很好，更加用力，20分钟后，2 900克的宝宝出生了。

前后一算，从1点左右规律的阵痛到宝宝4点50出生，才4个多小时。呼吸减痛分娩法，真的很管用！

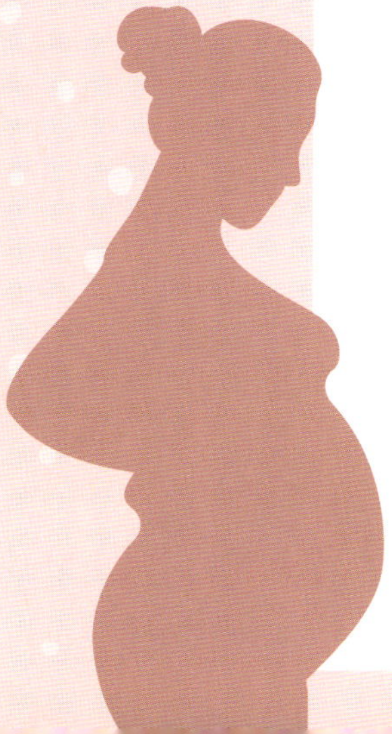

Chapter 2

正确呼吸，将身体维持在生产的最佳状态

01 掌握呼吸减痛分娩法

呼吸减痛分娩法是一种心理预防分娩法，也称精神无痛分娩法，可以保障母亲和胎儿健康，增进夫妻感情，减少药物使用，将分娩痛降低到人体可以承受的程度。因此，它是安全可靠的减痛方法。

呼吸减痛分娩法虽然是在产程中使用，但准妈妈需从怀孕7个月开始在专业人员的辅导下学习怀孕及分娩基本知识，结合个人身体状况，夫妇共同参与，共同练习。

学习时要做到以下几点

· 保持愉快的情绪，持之以恒。练习期间要用心体验。
· 运动前先排空膀胱。
· 穿宽松的衣服，环境保持温暖。
· 练习需要在舒适的环境中进行，最好有柔和的灯光、轻柔的音乐等。
· 眼睛注视一个定点。
· 在硬板床或地板上做练习。
· 最好是夫妻双方共同练习，让丈夫学习训练口令。

准备工作

准妈妈可以在客厅的地板上铺一条毯子或垫子，或者直接在床上练习。同时播放一些优美的胎教音乐。准妈妈盘腿而坐，在音乐声中，首先要让自己的身体完全放松。准爸爸应该陪伴准妈妈一同练习，增强准妈妈的信心。

介绍几种基本呼吸技巧

①廓清式呼吸：也可以理解为深呼吸，这是拉玛兹呼吸法中最基础的方法。坐、躺均可，眼睛注视一个焦点，身体完全放松，用鼻子慢慢吸气至腹部，然后用嘴像吹蜡烛一样慢慢呼气。做廓清式呼吸时丈夫用手轻轻抚摸在妻子腹部中心。

廓清式呼吸的目的是为了让孕妈妈全身放松。因此，做完一个廓清式呼吸，丈夫应检查身体是否真正放松。将检查的部位慢慢抬起，会感觉肢体的重量；松开时，被抬起的部位会重重地掉下。

呼吸原则：鼻吸口呼。

②胸式呼吸：做一个廓清式呼吸让身体放松后，开始用鼻子慢慢吸气至胸部，嘴唇依然像吹蜡烛一样慢慢呼气。结束的时候再做一个廓清式呼吸。训练时一般做4个吸气、吐气的循环就可以休息；也可以练习1分钟，可以做6～9次。

呼吸原则：鼻吸口呼，呼吸频率没有变化。

③浅而慢的加速呼吸：如爬山式呼吸，做一个廓清式呼吸让身体放松后，开始用鼻子慢慢吸气至胸部，嘴唇依然像吹蜡烛一样慢慢呼气。呼吸随宫缩增强而加速，随宫缩减弱而减缓。

呼吸原则：鼻吸口呼，呼吸频率有改变。

④喘息样呼吸：先做一个廓清式呼吸让身体放松后，开始做4～6次喘息样呼吸，嘴微微咧开，像说“钱”一样，然后同时向内吸气，如同倒吸一口冷气，连续吸4次短吸气，再用嘴呼气，呼气的时间与连续吸4次气的时间相等；喘息呼吸的技巧在于用力吹，吸气速度要短要快，像吹袋子一样。结束时，再做一个廓清式呼吸。

呼吸原则：微微张口吸气，张口呼气。

到第二产程还要有吸气、屏气、用力、哈气的配合。

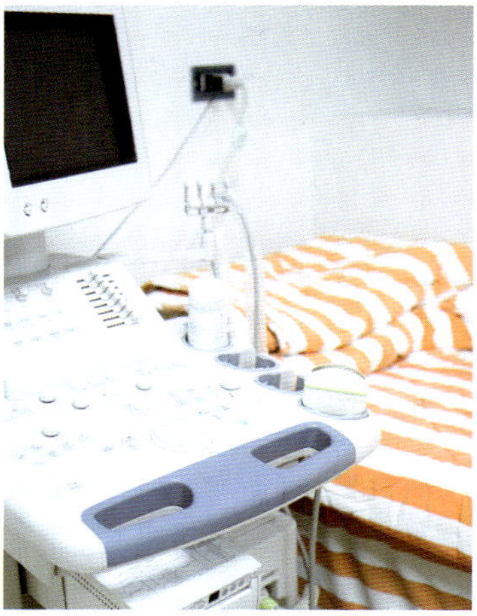

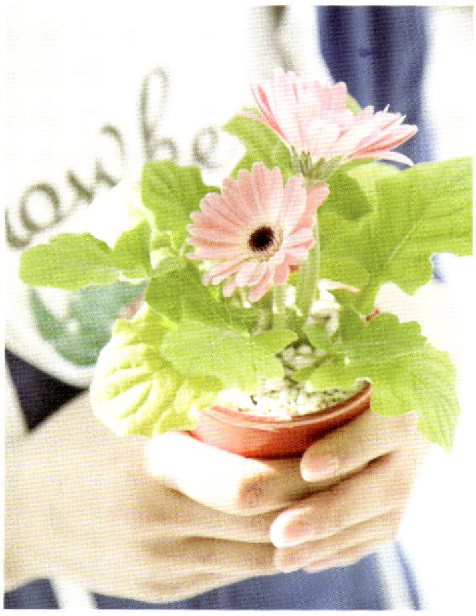

02 呼吸减痛分娩法训练的注意事项

训练注意事项

·避免劳累。

·如出现宫缩、腹痛、阴道出血、下坠感等早产征兆时，不能练习或停止练习，并尽快去医院。

·最终是否适合使用呼吸减痛法，一般在临产前要咨询产科医生。

禁忌对象

如有以下情况，不宜使用呼吸减痛分娩法。

·医生认为不宜进行运动的准妈妈。

·有高危妊娠状态，如妊娠并发症、自然流产史、习惯性流产史、有早产征兆等准妈妈。

·有内科并发症，如心脏病，肝、肾脏疾病，甲状腺功能亢进等的准妈妈。

·有外科并发症，如扭伤、摔伤等的准妈妈。

·有不适症状，如头痛、头晕、腹痛、出血或心律不齐等的准妈妈。

·胎位异常、胎儿宫内缺氧等不能自然分娩的准妈妈。

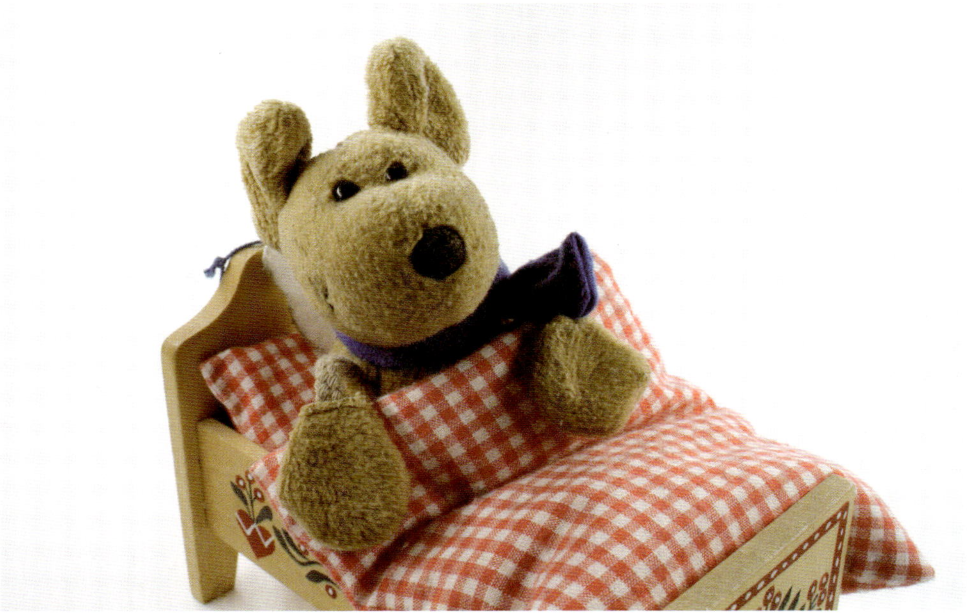

04

巨大女宝宝顺产啦!

我家宝宝是预产期4月3日那天准时出生的，女宝宝重达4 350克，身长53厘米，值得一提的是：我是顺产，我能顺利生下宝宝都是席雪老师给我的帮助，尤其是听过“呼吸减痛分娩法”这堂课更是受益匪浅。否则，我可能早就放弃顺产选择剖宫产了。

由于是第一胎，对于顺产没有信心，再加上属于巨大儿，39周住院时医生建议我剖宫产。但是我犹豫了，因为呼吸减痛分娩法那堂课，我对顺产有了很大信心，感觉顺产并不可怕，如果疼起来也可以用调整呼吸来应对，于是，我和医生商量了一下，让我试试自己生产，医生同意了。

4月3日那天我有了宫缩反应，并伴有破水，因为宫缩不强，医生给我打了催产素，刚开始的疼痛我还能忍受，坚持着一声不吭（因为我知道越嚷嚷体力消耗越大），可是随着宫缩频率的加快我也有点支持不住了，有规律的呼吸频率也被加剧的疼痛打乱了。

医生过来安慰我，说：“快了快了，已经开3指了，你一直都挺好的，加油接下来就快了。”我当时感觉已经疼得晕头转向了，但是，我马上清醒过来，潜意识告诉我：只有跟着宫缩规律地呼吸才能减轻疼痛，于是我接着用廓清式呼吸来调整状态，尽量让自己放松，在接下来的疼痛中，我坚持什么都不想，只想着调整呼吸，真的很管用，心里还默念着呼吸口令，这时，觉得时间也过得快了些。经过一段时间的坚持，历经8小时，我终于顺利地生下了女儿，听到女儿哭声的那一刻，那种幸福感、自豪感真是无以用语言表达。

当我被推出产房时，大家还给我鼓掌，从没想过有人会给我这样高的荣誉，还有这样一个光荣称号——伟大母亲!

在这里也希望有更多的准妈妈像我一样，树立信心，顺利分娩。不过，千万不要让自己的宝宝太大哦，孕期营养均衡、体重控制很重要。

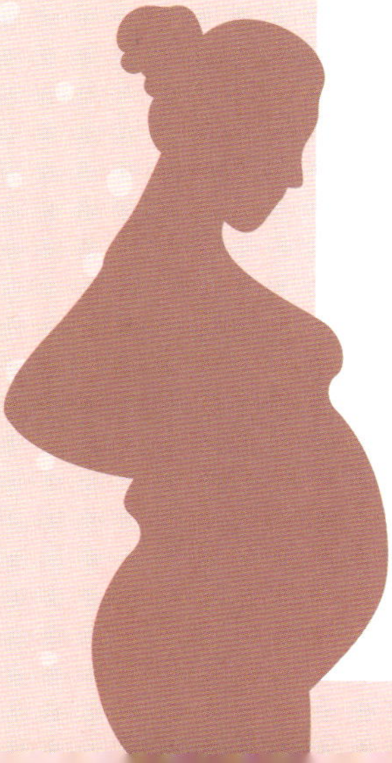

Chapter 3

放松身心的神经肌肉控制运动

01 神经肌肉控制运动目的

练习神经肌肉控制运动，是为了让分娩妈妈在宫缩时使身体各部位肌肉自然放松，让子宫无拘无束地工作；同时，提高分娩妈妈对产痛的耐受力，轻松度过分娩期。

02 神经肌肉控制运动训练要求

每天至少练习1次，每次15～20分钟。

注意：每次练习前后都要做一次深呼吸即廓清式呼吸。吸气时，用鼻子；呼气时，用嘴巴，呼气时舌尖顶下齿，可防止口干。

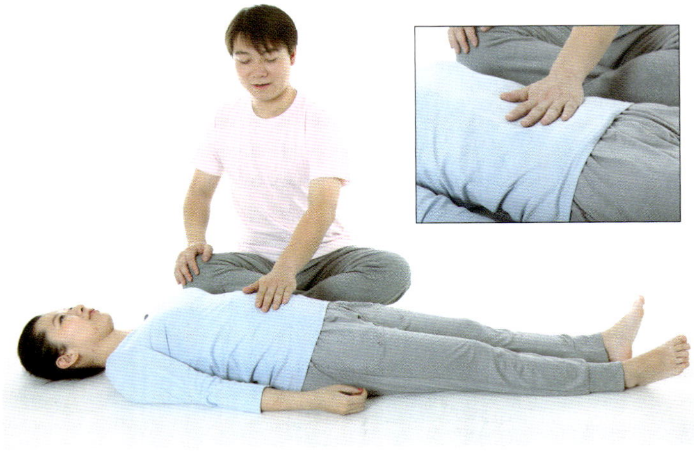

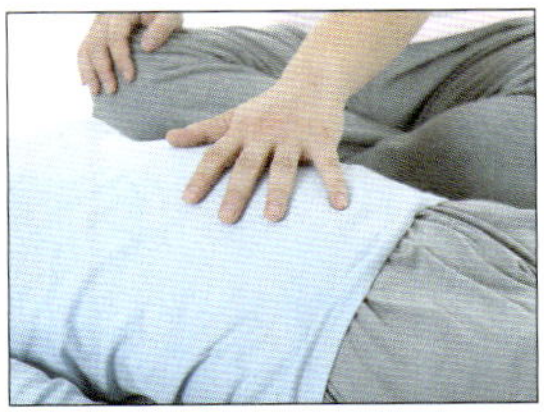

准妈妈平躺，练习廓清式呼吸，丈夫辅助训练，通过腹部起伏练习呼吸。

03
神经肌肉控制运动训练内容

怀孕7个月开始练习，最终训练目标是大脑能自如控制四肢，使身体放松。经过一段时间的练习，真正临产宫缩来临时仍能放松肢体，以保证子宫正常工作，促进宫口扩张，加速产程。练习时按下述顺序逐个收缩该部位，配合轻松呼气进行训练。想象用该部位的收缩代替宫缩。

练习口令：缩紧右臂——缩紧左臂——缩紧右腿——缩紧左腿——缩紧右臂、右腿——缩紧左臂、左腿——缩紧右臂、左腿——缩紧左臂、右腿。

口令说明：“缩紧……（部位）”是模拟子宫收缩，表示子宫收缩分别在左臂、右臂、左腿、右腿……但其他肢体也要放松。真正临产时，有实实在在的子宫收缩了，全身都要放松。

1

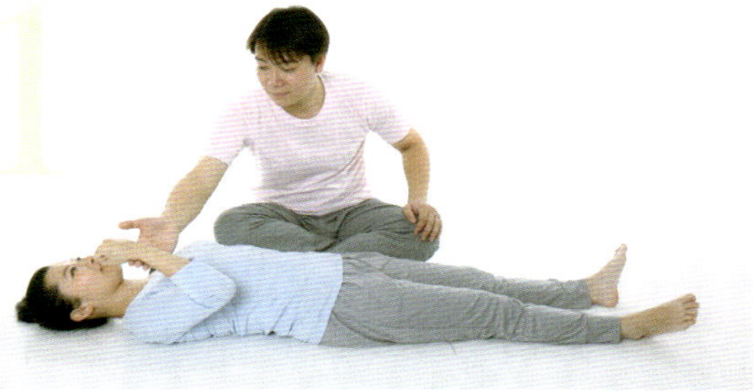

准妈妈采用卧姿，抬起右臂，缩紧右臂，丈夫帮助检查右臂是否紧张。

2

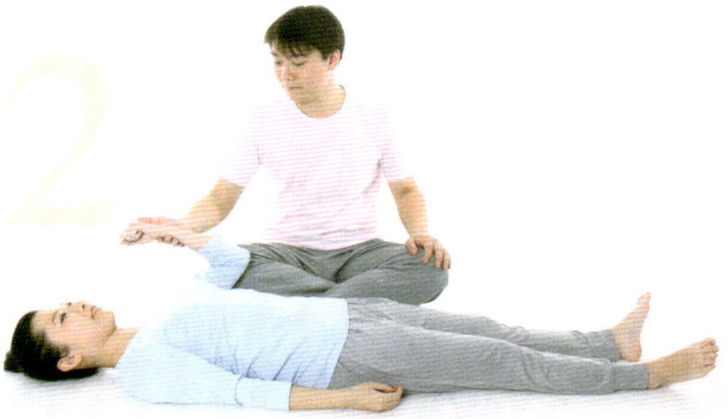

准妈妈放下右臂，抬起左臂，缩紧左臂，丈夫帮助妻子检查左臂是否紧张。

3

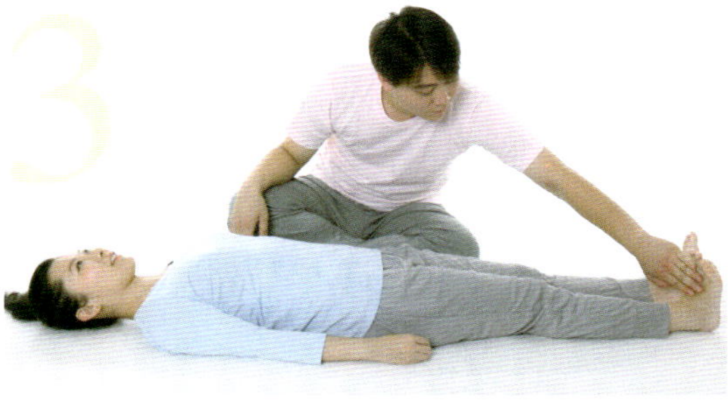

准妈妈放下左臂，收紧右腿，丈夫帮助检查右腿是否紧张。

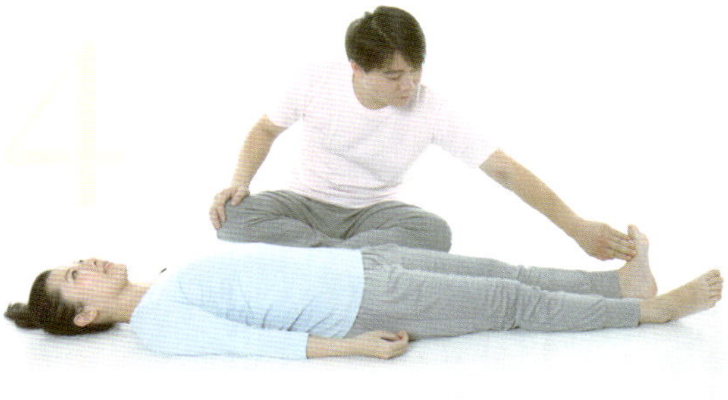

准妈妈放松右腿，收紧左腿，丈夫帮助检查左腿是否紧张。

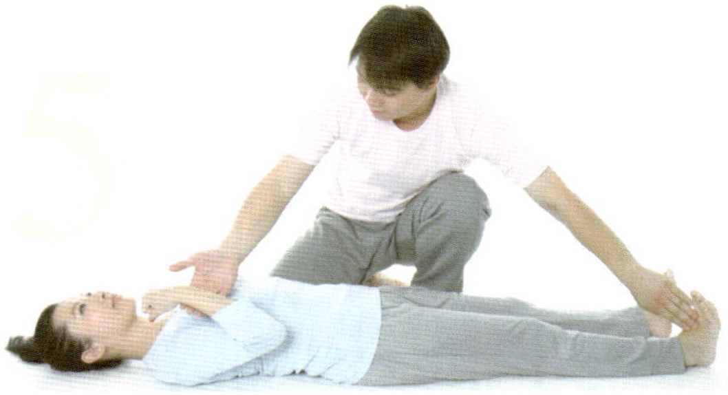

准妈妈放松左腿，抬起右臂，收紧右腿，丈夫帮助检查是否紧张。

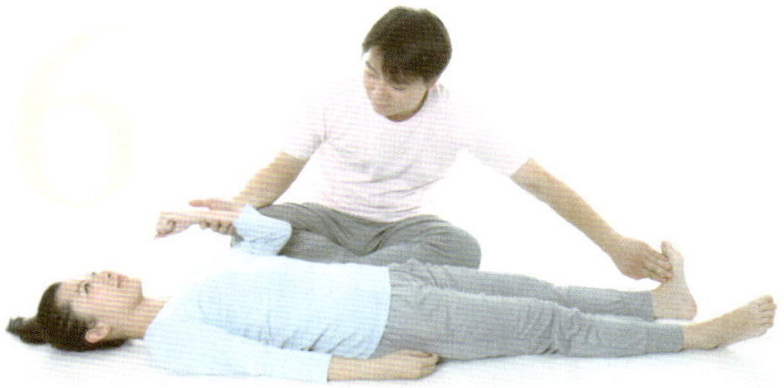

准妈妈放松右腿、右臂，抬起左臂，收紧左腿，丈夫帮助检查是否紧张。

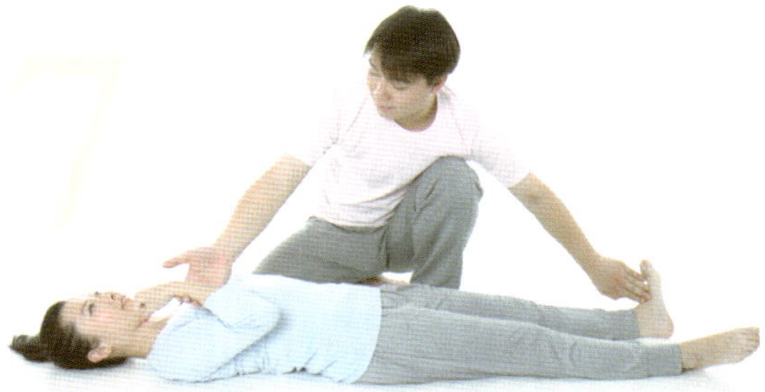

准妈妈放下左臂，抬起右臂，收紧左腿，丈夫帮助检查是否紧张。

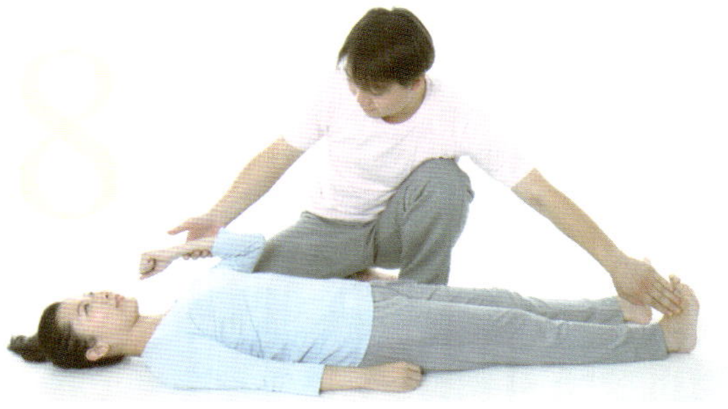

准妈妈放下右臂，放松左腿，抬起左臂，收紧右腿，丈夫帮助检查是否紧张。

Chapter 4

掌握呼吸技巧，消除生产恐惧与不安

01 呼吸技巧训练的准备

呼吸技巧训练的目的

准妈妈在孕期学习呼吸技巧，可以使大脑产生一个新的注意中心，降低生产时子宫收缩引起的不适，度过产程最困难的阶段；让分娩妈妈依靠自己的力量，减少疼痛、顺利生产。

呼吸技巧训练要配合产程，在呼吸技巧的训练当中，我们把第一产程分为三个阶段，即初步阶段、加速阶段、转变阶段；每个阶段运用的呼吸方法会有所不同。

①初步阶段：进入临产阶段的初期，子宫收缩还不太强，疼痛不是很剧烈，宫口开大约3厘米，此时主要以胸式呼吸为主。

②加速阶段：随着子宫收缩的不断增强，收缩波高且持续时间长，疼痛加剧，此阶段是产程最活跃的阶段，宫口开4～8厘米，应以浅而慢的加速呼吸应对加剧的疼痛，以分散注意力，缓解疼痛。

③转变阶段：是第一产程中最强烈的阶段，也是冲刺阶段，但时间短，收缩波起伏而尖锐，宫口开8～10厘米，应采取浅的呼吸应对疲劳和疼痛。

呼吸技巧训练的要求

在进行以上三个阶段呼吸技巧训练时，必须模拟真正的子宫收缩时间，训练者口令必须说：“收缩开始”“收缩结束”，以产生信号刺激，从而形成身体条件反射。

02 呼吸技巧训练内容

第一产程呼吸技巧训练

第一产程主要分为三个阶段，它们分别为初步阶段、加速阶段和转变阶段。不同阶段需要使用不同的呼吸方法来配合。

①初步阶段呼吸技巧训练

·初步阶段产程特点：此时为第一产程的潜伏期，以胸式呼吸为主。

初步阶段产程是子宫收缩的初期，呼吸均匀一致，没有频率改变。

宫缩强度较弱，疼痛可以轻松应对。

5～6分钟一次宫缩，持续25～30秒。

子宫口开1～3厘米。

·初步阶段呼吸方法：身体完全放松，眼睛注视一个固定点。

腹部保持放松，鼻吸口呼。

每分钟可以做6～9次，每天练习3～5次。

呼吸速度均匀平稳，吸入量及呼出量应均匀相等。

·初步阶段呼吸口令：收缩开始，廓清式呼吸（手放腹部）。

吸二、三、四，吐二、三、四；

吸二、三、四，吐二、三、四；

吸二、三、四，吐二、三、四；

吸二、三、四，吐二、三、四；

廓清式呼吸，收缩结束。

口令说明：初步阶段的呼吸口令1拍是1秒，4个8拍即为32秒，大约是一次宫缩的持续时间，休息5分钟后宫缩再次来临，再次重复此种呼吸模式，如此循环往复，即进入加速阶段。

②加速阶段呼吸技巧训练

·加速阶段产程特点：此时为第二产程加速期，呼吸方式为浅而慢的加速呼吸。

加速阶段是分娩中最辛苦的阶段。

宫缩持续时间逐渐延长，间隔时间逐渐缩短。

宫缩强度增加，疼痛加剧。

2～3分钟一次宫缩，持续40～50秒。

子宫口开4～8厘米。

·加速阶段呼吸方法：类似于爬山呼吸运动。

身体完全放松，眼睛注视一个固定点。

鼻吸口呼，呼吸随宫缩增强而加速，随宫缩减弱而减缓。

每天练习3～5次，每次练习持续40～60秒。

·加速阶段呼吸口令：收缩开始，廓清式呼吸。

吸二、三、四，吐二、三、四；

吸二、三，吐二、三；

吸二，吐二；

吸、吐；吸、吐；吸、吐……

吸二，吐二；

吸二、三，吐二、三；

吸二、三、四，吐二、三、四；

廓清式呼吸，收缩结束。

口令说明：每次呼吸口令减少1拍，意味着每次呼吸缩短1拍的时间；到“吸吐、吸吐、吸吐”时，是宫缩最强、疼痛最厉害的时期，呼吸速度最快；但每个人宫缩持续时间不尽相同，有的持续40秒，有的可能持续60秒，呼吸口令只有在“吸吐……”环节增加或减少，其他口令均无改变。休息两三分钟后宫缩再次来临，再次重复此种呼吸模式，如此循环往复，即进入转变阶段。

由于宫缩频率的加快与疼痛的加剧，产程进展速度也会加快，因此，分娩妈妈一定要坚持、坚持、再坚持，度过这一短暂的艰苦时期，马上就要与宝宝见面了，你与成功的终点只有一步之遥，加油！

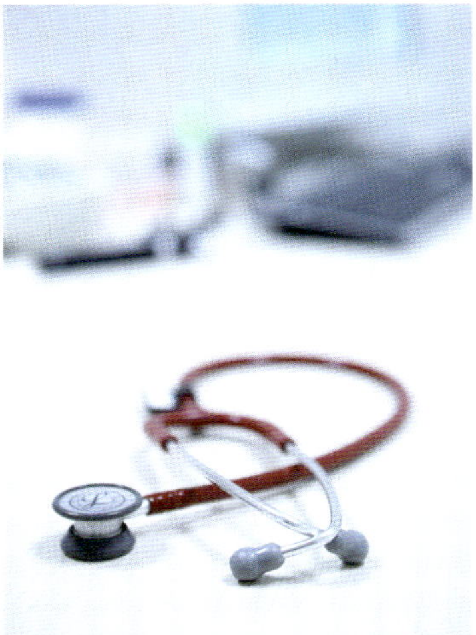

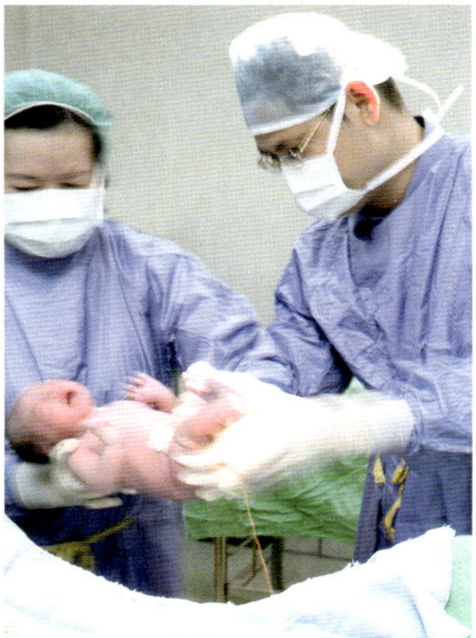

③转变阶段呼吸技巧训练

·转变阶段产程特点：此时宫缩依然强烈，频率快。

宫缩2分钟一次，持续40～50秒；子宫口开8～10厘米。

采用浅呼吸方式。

·转变阶段呼吸方法：身体完全放松，眼睛注视一个固定点。

微张开口吸气——发出“嘶、嘶、嘶”的声音，然后吐气。

保持高位呼吸，在喉咙处发声。

呼吸速率随宫缩强度调整，吸气量等于吐气量，以免换气过度；

连续4～6次快速吸气再大力一口吐气，重复至宫缩停止。

·转变阶段呼吸口令：收缩开始，廓清式呼吸。

吸吸吸吸吐；吸吸吸吸吐；

吸吸吸吸吐；吸吸吸吸吐；

廓清式呼吸，收缩结束。

口令说明：只有这个阶段是微微张口呼吸，吸气感觉像倒吸一口冷气，时间短促，连续吸4次，然后持续吐气，时长与4次吸气时间相同；如果宫缩持续时间长可多重复几次，直至宫缩结束。而临产时，往往4个吸气动作会自然而然地连在一起。

有个别分娩妈妈产程进展速度比较快，从加速阶段直接过渡到第二产程，没有经历转变阶段，因此，每个人的产程都不完全一样。进入第二产程的分娩妈妈会有强烈的压迫感，而产生排便的欲望。这时要恭喜妈妈，宫口开全，宝宝快要与妈妈见面了！

第二产程呼吸技巧训练

①第二产程初步阶段（胎儿头部娩出前）

·第二产程初步阶段特点：宫口开全到胎儿娩出，妈妈一般不会感觉很痛了，最大的感觉是想向下用力，由于胎儿头已经下降到骨盆最底部，压迫直肠，产生强烈的排便感。

第二产程时间长短决定于你是否会用力；宫缩来临时用力，宫缩间歇时休息；宫缩依然较频繁，持续时间与之前相似。

·初步阶段呼吸方法：平卧地垫上，双脚抬高，双腿屈膝分开放在椅子或沙发上，臀部尽量靠近椅子边缘；双臂弯曲，双手握住椅子下脚；也可以采取半坐位，双手抱膝，双臂自然弯曲，双腿分开；

宫缩时大口吸气后憋气，下巴前缩，尽量靠近胸部，眼看肚脐，同时向下用力；

尽可能憋气20～30秒，然后换气后马上再次用力；

用2～3次力，宫缩结束，休息，如此循环往复。

・初步阶段呼吸口令：收缩开始，廓清式呼吸。

大口吸气、憋气、下颌贴近胸——向下用力、用力……吐气；

廓清式呼吸，收缩结束。

・夫妻共同演练方法：先生可以双腿分开，让自己宽阔的胸怀暂时作为靠背，让妻子的身体靠在自己的胸前；分娩妈妈双手抱膝，双臂自然弯曲，双腿分开；在口令的指导下开始练习。

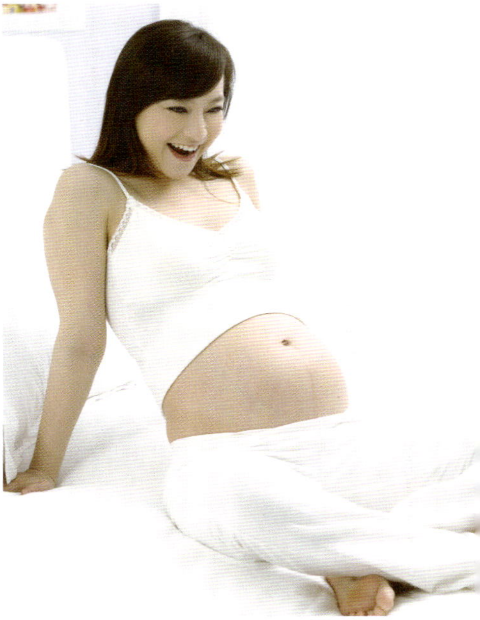

口令说明：第二产程“向下用力”的力要用在肛门处，如同解干大便一样用力，不要将力用在头面部；换气速度要快；气吸得越多越足，用力时间就越持久；憋气用力时喉咙不能出声音，否则会影响胎儿头下降速度，致使第二产程延长。

专家指导：孕37周开始练习；只需模拟，不要真用力。平时在卫生间解大便时可以体会、感受。

②第二产程娩出阶段（胎儿头部娩出时）

・娩出阶段哈气运动：第二产程进展到一定程度，即胎头娩出约2/3时，胎头最大径线娩出，不能再用力，应该让宝宝缓慢娩出，而产妇却不由自主想用力，难以控制；为避免用力过猛而造成产道损伤，妈妈必须学会哈气运动。

・娩出阶段哈气运动方法：嘴巴张开，像喘息样急促呼吸，全身放松。

・娩出阶段哈气运动口令：不要用力，哈气、哈气……妈妈发出“哈、哈、哈、哈”的声音。

专家指导：此过程十分迅速，需要妈妈很快地进行本能反应，不能有半点迟疑。

如果有条件，建议准妈妈与丈夫共同参加训练，模拟课程“自然分娩体验营”。

③第二产程中的初步阶段和娩出阶段综合练习

强调综合练习，是为了让各位准妈妈反复练习从吸气——屏气——用力哈气的运动衔接，提高反应速度，使准妈妈在真正临产时能够很快地产生本能反应。

综合训练方法：收缩开始，廓清式呼吸。

大口吸气、憋气、下颌贴近胸——向下用力、用力……吐气；

不要用力，哈气、哈气……

廓清式呼吸，收缩结束。

口令说明：训练时候要规范口令，真正临产时，前面的口令都没有时间去做，有宫缩马上就进入大口吸气过程。

以上所有呼吸口令都是训练口令，是模拟产程进行的训练，训练总是要夸张些，但真正进入产程，宫缩的间隔时间、持续时间可能会有长有短，需要根据自己的宫缩情况灵活掌握。分娩妈妈只需全身放松，以自己最舒服、最轻松的呼吸应对疼痛，不要因为宫缩痛而使呼吸紊乱，在最短的时间内让自己的呼吸走入正轨，按照宫缩规律，让自己的呼吸随宫缩的增强逐渐加快，随宫缩的减弱逐渐减缓，这样就可以了。

准爸爸要做的事

首先，要陪伴准妈妈学习相关分娩知识和育儿知识。

在呼吸减痛分娩法的学习和训练过程中，准爸爸的角色显得尤为重要，此时，身为丈夫则相当于一个教练，应掌握训练口令及要领，所以，准妈妈进行呼吸技巧模拟训练时，“教练”不能等闲视之，应该陪伴在“运动员”身边指导、检查，及时纠正错误，同时为准妈妈提供心理帮助。

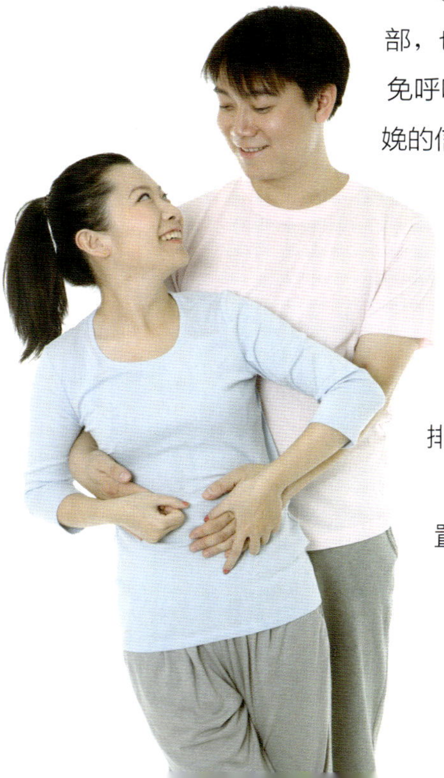

①宫缩时：手拉着准妈妈的手，或抚摸准妈妈的腹部，也可以按摩疼痛部位，同时指导准妈妈正确呼吸，避免呼吸紊乱，并给予鼓励和赞扬，让妻子树立坚持自然分娩的信心和信念。

②宫缩间歇时：应该将手置于妻子的肩、腰、背部沿脊柱向下按摩，下压时手保持稳定，以螺旋式转动手掌，使其疲劳的身体充分放松、休息，以迎接下一次宫缩的来临。还应鼓励妻子饮水、进食，以补充体力消耗；替妻子擦干汗水，去卫生间排空膀胱等工作。

此外，准爸爸还应注意帮助准妈妈变换身体位置，保持适当活动，以适应分娩，加速产程。

05

呼吸减痛，
让我做一个勇敢的妈妈！

怀孕41周凌晨4点左右睡梦中的我，突然觉得有一股热流涌了出来，起来和往常一样上了厕所，我想：这不是破水，破水应该是很多才对。可又是一股热流涌了出来：是破水啦！老公赶紧出门打车，不到10分钟车就到了。简单收拾后穿戴整齐，拿好提前准备好的待产包我们就出发了。

我被晕晕乎乎送到了急诊室，办理住院手续后我被带到了待产室，护士给我安排床位后说：“能睡就赶紧睡会儿。”等我再睁开双眼时，医生已经开始交接工作，检查时医生说我已经开2指了。中午了，还是没什么进展，医生让护士给我打了催产素。这时家人给我送了一大堆吃的，护士说多吃点，等一下好有力气。

打了催产素后不久，疼痛加剧，开始我还在努力地吃东西，可一会儿我就忍受不住了，一种前所未有的疼痛包围着我，这时我想起老师上课时讲的口令：吸、吐，吸二三四、吐二三四，吸二三、吐二三，吸二、吐二，吸、吐。均匀的呼吸让我从慌乱中镇静下来，慢慢地我感觉舒服些了，不知不觉中宫口就开全了，此时，我似乎对疼痛已经麻木，我暗暗鼓励自己：坚持，加油啊！护士把我带上产床，上了产床我不知哪来的那股劲儿，宫缩来临时，我又用起了课上讲的用力和哈气技巧；宫缩出现时，要大口吸气后憋住气，用力向下使劲，呼气后马上再大口吸气，再憋气用力，直到收缩结束。拼命地使劲，再使劲。经过几次的努力，在14点50分听到一阵响亮的哭声。我升级为妈妈了！

现在回想起当时分娩的情景，非常庆幸自己了解了呼吸减痛分娩的方法，从点滴催产素到宝宝出生只用了2小时，很顺利。感谢席雪老师给了我分娩知识，教会我减痛分娩，让我对分娩有了更深的了解，也不再恐惧，不再紧张，成为一个勇敢的妈妈！

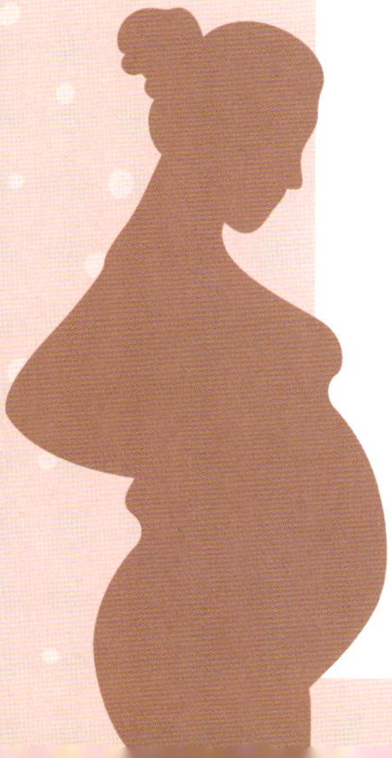

附录1：

体重管理，成功分娩必备要素

一、孕期体重管理三要素：膳食营养、适量运动、生活方式

当下，由于准妈妈对营养重视程度越来越高，准妈妈营养过剩比较多。营养过剩不仅使准妈妈容易患妊娠期并发症，如妊娠期高血压综合征、妊娠期糖尿病等，还容易产生巨大儿（4 000克以上），从而导致剖宫产率的上升。如何判断孕期营养是否合理，孕期体重的增长是最重要的参考依据。

一项调查显示，在中国73%的孕妇体重增加超过了WHO标准，巨大儿发生率为7%～10%，剖宫产率居高不下，很多地区达到50%～60%，孕期体重增长≥15千克的剖宫产率为80%。大部分孕妇认为营养好就是要吃得多、吃得贵、吃得精、吃得细，也有部分孕妇认为，为满足胎儿的营养，孕期体重可以无节制地增长。相当多的孕妇对孕期锻炼不够重视，加之身边长辈的过度关注、过度保护，导致准妈妈精神紧张，不敢运动，也有少数妈妈是自身因素，不愿意运动。这些调查显示，孕期体重管理并没有引起中国准妈妈的重视。

而国外实践经验证明，孕期体重管理应该涵盖孕期全程。均衡的膳食营养、适量运动以及良好的生活方式，这三者是孕期体重管理全程干预的主要措施，来维持和达到合理体重。其中，保证膳食营养可以满足准妈妈和胎宝宝的生理需要，保证孕期营养平衡；建立良好的生活方式，纠正不良的生活习惯；进行适量运动产生的能量消耗，可以调节准妈妈妊娠期体重增长。

所以，准妈妈一定要制订合理的膳食营养规划、保持健康的生活方式、加强适量运动，科学管理好孕期体重，促进自然分娩的实现。

二、孕期体重管理第一步——监测体重指数

1. 算算准妈妈孕前体重指数BMI

体重指数的具体计算方法是：BMI=体重（千克）/身高（米）^{2}。

计算身高（米）的平方。比如，准妈妈身高1.6米，那么就是$1.6^2=2.56$。

然后用体重（千克）除以身高的平方数值。如果准妈妈重55千克，那么孕前体重指数就是：55÷2.56=21.48。

2. 体重指数的数值说明什么

根据中国营养学会2011年修订的《中国居民膳食指南》中的建议，体重指数与相对应的身体状况为：

体重指数＜18.5——体重不足

体重指数18.5～23.9——标准体重

体重指数24～27.9——体重超重

体重指数≥28——肥胖

根据上述标准，前面测算出来的准妈妈的孕前体重指数21.48，就为标准体重。

3. 孕前体重指数偏高怎么办

孕前体重指数偏高的准妈妈，应在产科营养医师的指导下，科学饮食，监测体重，并定期复查，控制孕期体重的增加，既要保证妈妈的营养供应又要满足胎宝宝的生长发育需求，保障母婴安康。

孕前体重指数偏高的准妈妈不要自己盲目节食。因为，研究表明，对于体重指数偏高或者在孕期前半程体重增加太多的准妈妈而言，低热量的饮食并不能降低发生高血压或先兆子痫的概率，而且，这样的饮食对胎宝宝也不好。

正确的做法是咨询产科医生，在医生的指导下吃得更合理、更有营养，使得准妈妈的体重不要增加太多，同时也能满足自身和胎宝宝的营养需求，实现健康科学妊娠。此外，要控制好准妈妈的体重增加，还要建立良好的饮食习惯，不吃甜饼干、蛋糕、糖果等脂肪高、热量高的食品。

4. 孕前体重指数偏低怎么办

如果准妈妈孕前体重指数偏低，一定要向医生咨询，在孕期最初的几个月里，设计制定一个对准妈妈和胎宝宝都有益的最佳饮食方案，以满足胎儿的营养需求。

5. 准妈妈孕期体重增加原则

①孕期体重增长的构成

准妈妈体重增长情况比较复杂，是由多种因素构成的，主要包括胎儿、胎盘、羊水，增大的子宫、乳房，增加的血液、细胞外液、脂肪等。

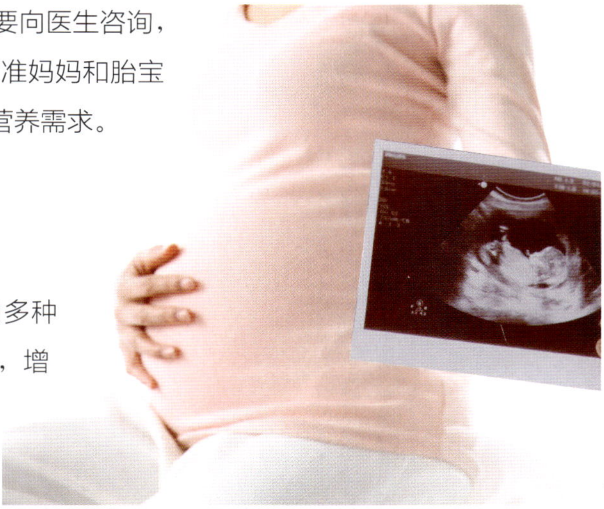

附表1：孕期体重的增加及其构成

体重增加（克）

	第10周	第20周	第30周	第40周
胎儿、胎盘及羊水	55	720	2 530	4 750
子宫、乳房	170	765	1 170	1 300
血液	100	600	1 300	1 250
细胞外液	—	—	—	1 200
脂肪及其他	325	1 915	3 500	400
合计	650	4 000	8 500	8 900

准妈妈孕期体重必要性的增加，一般来说，主要来自以下几个方面：胎儿是妊娠的主要目的，从一个微小的受精卵发育成健康的胎儿，至出生时差不多在2 500～4 000克。而胎儿所需要的营养物质都来源于胎盘从母体血液里吸取的，胎盘从无到有，最后可达胎儿体重的1/6。羊水为胎儿提供了特定的居住环境。增加的血容量为胎儿运送养料和氧气。增大的子宫是为了容纳胎儿、胎盘和羊水等妊娠产物。增大的乳腺是为了给宝宝哺乳做准备。这些因素的增加对于胎儿的生长发育非常重要。

孕期脂肪储备，根据附表1，脂肪也属于体重增长的一部分因素，它对胎儿的生长发育并没有直接意义。它的主要意义是为产后泌乳储备能量，孕期脂肪储备量的多少对不同孕妇来说差异很大。

②孕期体重增长过快的危害

准妈妈孕期体重过快增长，主要是体内脂肪增加的结果，但是这种脂肪储备与胎儿的发育状况并无直接关系，所以准妈妈脂肪多、体重增长多并不意味着胎儿一定长得快，长得好。它不仅容易导致巨大儿，增加难产和剖宫产的机会，还会影响孩子成年以后的健康状况。调查显示，准妈妈体重过重会影响孩子未来的健康，如导致肥胖、代谢综合征、心血管疾病等。

而体重过重对准妈妈自身而言也绝非益事，不仅影响准妈妈的身材，产生妊娠纹，容易产下巨大儿，还会造成新陈代谢紊乱，引发妊娠期高血压综合征和妊娠期糖尿病，并且产后恢复较慢。

③孕期体重增长过慢的危害

准妈妈体重增长过慢，对自身及胎儿双方会带来不利影响。胎儿的所有营养基本上都是通过胎盘、脐带从母体获得。如果母亲营养不良，胎儿就有可能产生营养缺乏、低体重，将来发生慢性病的危险性会增高。当准妈妈自身营养不足的时候，也会导致贫血、骨质疏松、消瘦等不良后果。

④孕期体重增长的合理范围

准妈妈整个孕期体重的增长应该有一个合理的范围。一般来说，到怀孕结束时，准妈妈体重与怀孕前相比会增加大概12.5千克。它包括宝宝的体重、子宫肌肉层、胎盘和胎膜，准妈妈血容量增加、体液增重及脂肪增重。

当然，这是一个平均值，每个人的情况都是不一样的。怀孕后准妈妈体重应该增加多少，要看怀孕前有多重。根据美国妇产科医师学会的建议：

·怀孕前体重指数偏低的准妈妈，体重在整个孕期增加12.5～18千克。

·怀孕前体重指数正常的准妈妈，体重在整个孕期增加11.5～16千克。

·怀孕前体重指数偏高的准妈妈，体重在整个孕期增加7～11.5千克。

·怀孕前体重指数肥胖的准妈妈，体重在整个孕期增加5～9千克。

附表2：依据不同孕前BMI的体重增长推荐

孕前BMI（千克/米^2）		总体重增长（千克）	孕中、晚期体重增长平均（千克/周）
体重不足	<18.5	12.5～18	0.51（0.44～0.58）
标准体重	18.5～23.9	11.5～16	0.42（0.35～0.50）
体重超重	24.0～27.9	7～11.5	0.28（0.23～0.33）
肥胖	≥28	5～9	0.22（0.17～0.27）

6.准妈妈自我监测孕期体重，确定孕期体重增长计划

①准妈妈自我监测孕期体重的方法

·每周准确测量体重至少1次，有条件可以每天测量。

检测要定时，可以选择在清晨起床后，排空膀胱；

定体重仪，即使用同一个体重仪、穿同样的衣服（睡衣）、赤脚等。

·检测标准：孕中、晚期每周体重增长0.3～0.5千克，即为正常。

如果体重增长每周超过0.5千克，考虑体重增长超标，或是有浮肿可能，应该请产科医生检查、指导。

②根据孕周确定自己的体重增长计划

附表3：根据不同孕前BMI选择相应体重检测图

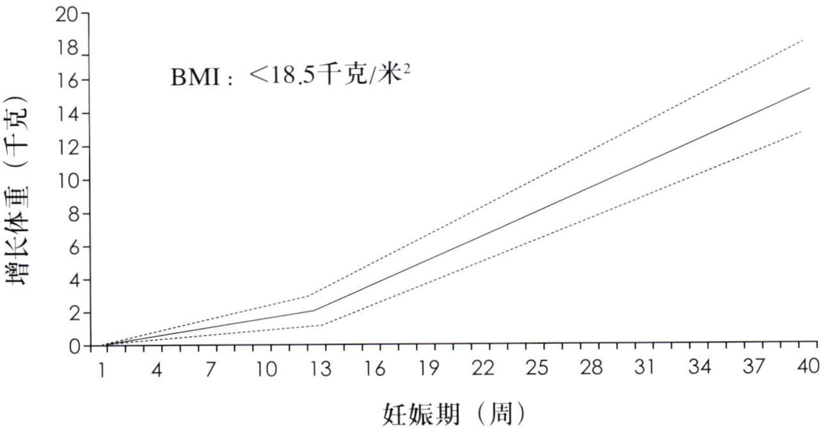

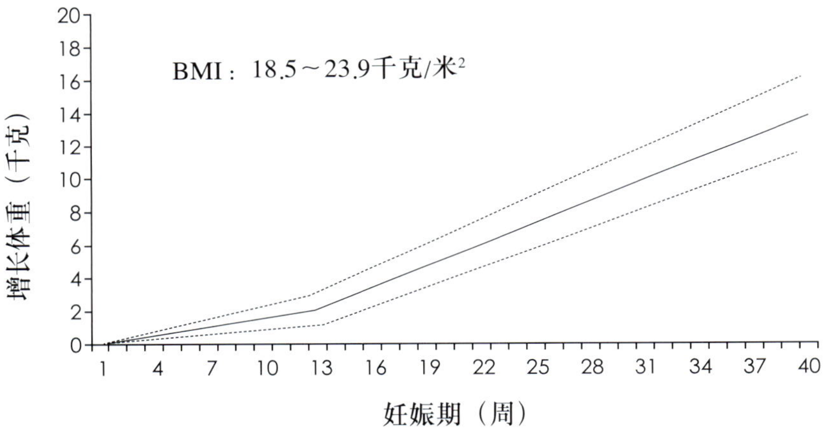

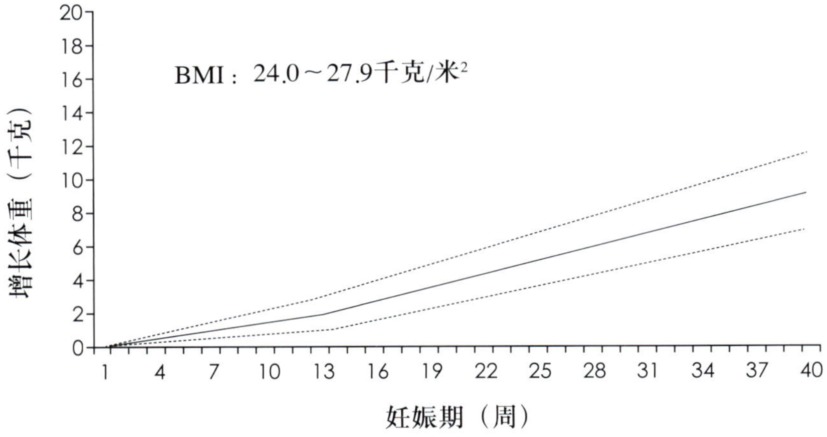

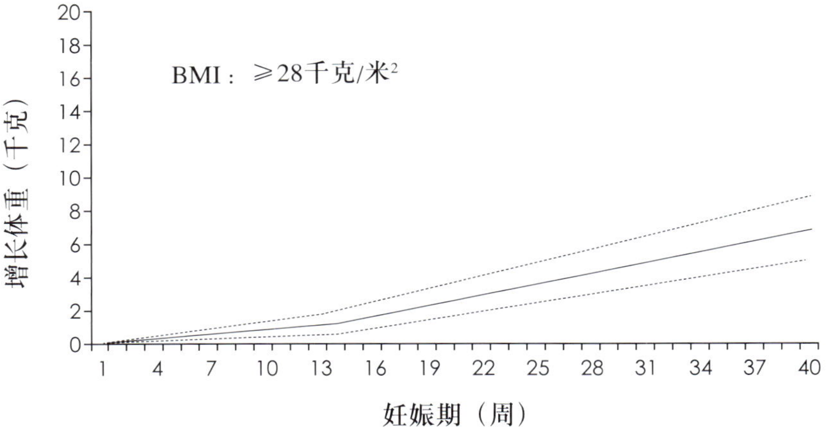

上面4个图是根据4个孕前不同体重指数，绘制的体重增长计划曲线图。横坐标是孕周，纵坐标是增长的体重（千克），是准妈妈某一孕周体重减去孕前体重计算出来的，是体重增长的数值。每一个曲线图上有3条线，上下两条为虚线，分别是“上限”和“下限”，中间实线是推荐值，即准妈妈采取各种措施，来使孕周体重增长值保持在这条线上或附近区域。

③准妈妈孕期体重增长过度怎么办

孕中、晚期每周体重增长不应超过0.5千克，对于孕中、晚期体重增长过快、超重的准妈妈，必须控制体重：在保证主食摄入量的前提下，注意膳食不能太精细，要粗细搭配，减少富含脂肪的主食类食物；避免高热量、高脂肪、高糖分食物的摄入；还要适当运动，每天可以进行至少60分钟运动，如散步、孕妇操、游泳、孕妇瑜伽等锻炼。

④准妈妈孕期体重增长过缓怎么办

对于孕中、晚期体重增长过缓的准妈妈来说，需要采取措施，增加食欲，增加每天进食量；调整饮食结构，增加优质蛋白的摄入；适当增加2～3次的进餐次数；常吃坚果类食物，但不要影响正餐；进餐时先进食主食及肉类，再进食汤类和水果；每周监测体重，根据体重增长情况随时调整膳食安排。运动应适度，避免选择强度较大或者能量消耗较多的身体活动，以保障母婴安全。

三、孕期体重管理三大干预，维持和达到合理体重

1. 膳食营养监测

①孕期膳食营养监测

目前，各大医院都有营养监测门诊及专门的产科营养指导医生，但监测方法和手段的实施最终还是要靠准妈妈自己，即所谓“自我监测”。

亲爱的准妈妈：你是否关注过这些问题：

A. 准妈妈孕早期体重是否增长过快？

多见于没有明显早孕反应的准妈妈，知道怀孕后，全家人兴奋、喜悦，于是过度关注，开始进补。

B. 水果摄取量是否过多？

水果富含维生素，多吃水果，宝宝的皮肤好，但忽略了水果中糖的含量。

C. 坚果摄入是否过多？

核桃等坚果有助胎儿脑发育，应该多吃。但却忽略了干果内油脂的含量，过量摄入会导致脂肪堆积，这也是体重增长的重要因素。

D. 碳水化合物摄入量是否摄入不均衡？

有些准妈妈以为摄入碳水化合物会导致肥胖，因此，为了控制体重，不吃主食。但从孕期膳食宝塔不难看出，碳水化合物摄入的重要性。

E. 优质蛋白摄入量、绿叶蔬菜摄入是否不足？

现在年轻的准爸妈几乎都是独生子女，从小可能没有良好的饮食习惯，从而蛋白质摄入不足。另外，由于工作压力大，经常进食快餐和不健康饮食，绿叶蔬菜摄入也相对减少。

综上所述，可以了解到目前准妈妈自身营养状况，因此，膳食营养监测有利于监护高危风险的准妈妈，及早发现可能存在的营养风险和胎宝宝生长发育过程中的异常，确保母婴健康。

建议有以下情况的准妈妈，进行孕期营养监测：孕前腰围80厘米及以上的准妈妈；孕前体重指数BMI（体重/身高^2）=24或肥胖的准妈妈；有糖尿病史的准妈妈；孕前3个月体重增长超过1.5千克的准妈妈；胎宝宝过大或过小的准妈妈，包括有过巨大儿孕产史的准妈妈。

②孕期膳食营养管理

通过孕期营养监测，准妈妈还可以对孕期营养状况进行自我管理，也就是在营养素摄入全面均衡的基础上使体重合理增长。准妈妈可以在专家的指导下，根据自

己的孕周，先计算出自己营养素摄入需求量，然后再根据专家推荐的膳食构成以及推荐量，进行自身孕期营养状况的评估，最后，得到适合自己的个性化营养指导方案。

例如，一位孕中期准妈妈，先将自己目前的一日三餐饮食安排告诉医生，医生再根据孕中期营养素摄入的需求量，结合孕妈妈的产检情况、运动情况，制定出合理膳食营养方案。（参照下列中国营养学会制定按照孕期需求制定的营养素推荐量：附表4）

营养评估是营养管理的重要一环，依据中国营养学会妇幼分会推荐的不同孕期平衡膳食宝塔，也可以利用有关软件进行膳食营养分析，非常适合准妈妈居家自我评估。

准妈妈可以利用体重管理软件中的营养计算器，输入一日食物，通过与推荐的膳食宝塔进行比较、计算，同时给出结果和膳食调整建议。

附表4：营养素摄入需求量（1千卡/大卡=4 186焦）

营养素	推荐摄入量		
	孕早期	孕中、晚期	哺乳
能量（千卡）	2 100	2 200（2 000～2 400）	2 600
蛋白质（克）	70	80	85
脂肪	供能比20%～30%	供能比20%～30%	供能比20%～30%
碳水化合物	供能比55%～65%	供能比55%～65%	供能比55%～65%
维生素B_1（毫克）	1.5	1.5	1.5
维生素B_2（毫克）	1.7	1.7	1.7
烟酸（毫克）	15	15	18
维生素C（毫克）	100	130	130
维生素E（毫克）	14	14	14
维生素A（微克视黄醇当量）	800	900	1 200
钙（毫克）	800	100	1 200
铁（毫克）	20	25	25
锌（毫克）	11.5	16.5	21.5

2. 适量运动减重

适量运动产生的能量消耗可调节妊娠期体重增长，特别是体重超重的准妈妈，可以通过孕期运动来减重，但是，所选择的运动方式、强度、时间一定要保证安全、有效。

准妈妈可以根据自己不同孕期的个体孕情，向产科医生进行咨询，让医生推荐适合自己的运动项目，然后综合准妈妈孕前运动习惯进行孕期运动指导。一般来说，医生会推荐每天进行60分钟或更长时间的中等强度运动。经过一段时间的运动后，准妈妈可以再次根据运动情况以及体重增长情况，向医生咨询，进行运动频率、强度和时间的调整，以达到减重的目的。

3. 建立良好生活方式，纠正不良生活习惯

①准妈妈要坚持定期产检，使身体变化一目了然

准妈妈要定期进行产前检查，以便尽早发现产科问题，包括孕期并发症及体重异常等，发现异常后可以及时进行恰当的处理。

②准妈妈要生活规律，避免晚睡晚起

准妈妈保证作息规律，保证充足睡眠，早睡早起，不要让生物节奏发生紊乱，从而通过影响内分泌而影响胎宝宝健康。

③准妈妈要保持开朗乐观的心态，轻松面对生活

研究证实，孕期抑郁与孕期体重增长异常正相关。所以，准妈妈在孕期保持心境平和，消除紧张情绪，可以预防孕期及产后抑郁症的发生。

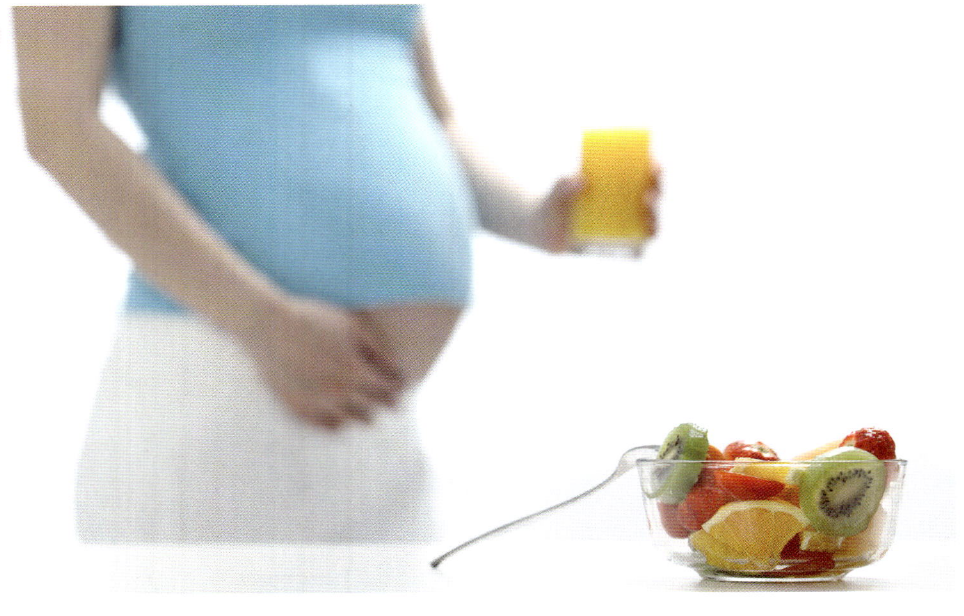

附录2：

准妈妈必知的膳食指南

一、膳食结构的一般构成

1. 日常饮食的七大类食物

日常饮食中包含各种食物，但每一种食物都不完美，各有优劣，所以饮食中只有多样化的食物搭配，才能获得全面而均衡的营养。

根据营养价值，通常将日常食物分为七大类：

①谷类和薯类

谷类包括米、面、杂粮；薯类包括马铃薯、甘薯、芋头等。谷薯类食物主要提供淀粉、膳食纤维及B族维生素。

②蔬菜类

蔬菜包括叶菜（如菠菜）、嫩茎类（如芹菜）、花类（如西蓝花）、茄果类（如番茄）、瓜类（如黄瓜）、根茎类（如萝卜）、菌藻类（如香菇、海带）、葱蒜类（如洋葱、大蒜等）。主要提供膳食纤维、钾、钙、镁、维生素C、维生素B_2、叶酸、维生素K、胡萝卜素以及各种植物化学物质。

③水果类

水果如柑橘、苹果、葡萄、香蕉、桃等，主要提供碳水化合物、膳食纤维、钾、镁、维生素C、胡萝卜素以及各种植物化学物质。其主要营养特点与某些蔬菜相似但不能替代蔬菜。

④大豆及其制品类

大豆常指黄豆及其制品，如豆浆、豆腐、豆腐脑、干豆腐、素鸡等；杂豆类主要有绿豆、扁豆、赤豆、豌豆等。

大豆类主要提供优质蛋白、不饱和脂肪酸、膳食纤维、钙、镁、钾、B族维生素、维生素E、植物化学物质等；杂豆类主要提供淀粉、蛋白质、膳食纤维、钾、B族维生素、植物化学物质等。

⑤奶和奶制品类

包括牛奶、酸奶、奶粉、炼乳、羊乳等。主要提供优质蛋白和钙，还包括脂肪、碳水化合物、镁、钾、锌、维生素A、B族维生素等。

⑥鱼禽肉蛋类

畜肉类包括牛肉、羊肉、猪肉等及其制品；禽肉类包括鸡肉、鸭肉、鹅肉等及其制品。主要提供优质蛋白、脂肪、钾、铁、锌、铜、硒以及维生素A和B族维生素。其不利因素是含有饱和脂肪酸和胆固醇。

鱼类包括各种鱼类和虾、蟹、贝类，主要提供优质蛋白、脂肪、钾、微量元素、维生素A和B族维生素。其主要营养特点与畜禽肉类相似，但含饱和脂肪酸和胆固醇较少。

蛋类包括鸡蛋、鸭蛋、鹅蛋、鹌鹑蛋等。主要提供优质蛋白、脂肪、微量元素、维生素A、B族维生素、维生素E等。其不利因素是蛋黄中含有大量胆固醇。

⑦油脂类

油脂类是纯热能食物，包括动物油、植物油、食用糖、淀粉（如粉条等）和酒类等，主要提供热能。植物油还可提供维生素E和必需脂肪酸。

除上述七大类食物外，还有一些食物，如坚果类（花生、瓜子、腰果等）、调味品（食盐、酱油、醋、味精、鸡精等）、饮料类（矿泉水、碳酸饮料等）、嗜好品（茶、咖啡、巧克力、小零食等）也比较常见。但除坚果外，一般不是重要的营养素来源。坚果主要提供不饱和脂肪酸、蛋白质、淀粉、膳食纤维、B族维生素、维生素E、钾、钙、植物化学物质等。

2. 孕期膳食指南和营养原则

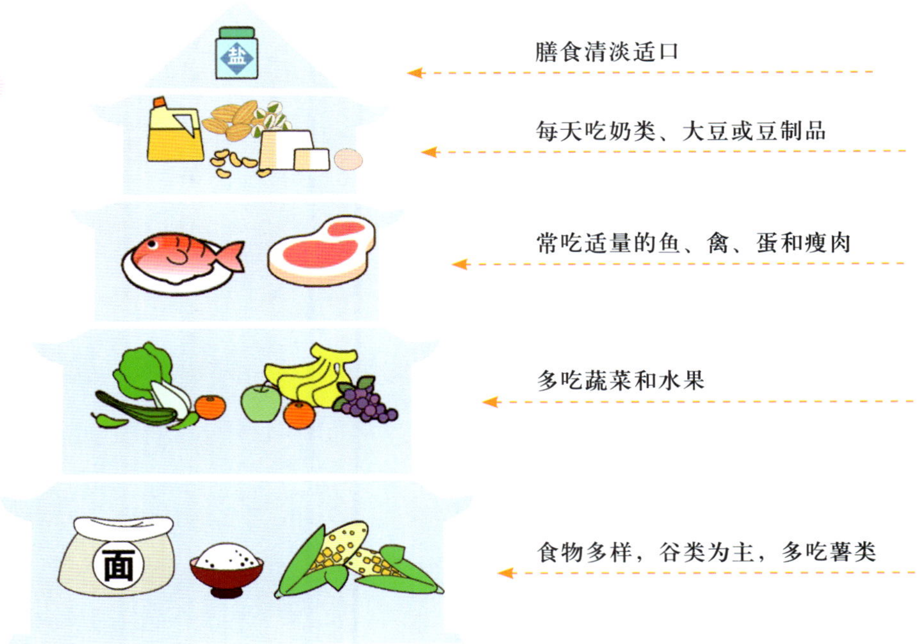
盐
膳食清淡适口
每天吃奶类、大豆或豆制品
常吃适量的鱼、禽、蛋和瘦肉
多吃蔬菜和水果
面
食物多样，谷类为主，多吃薯类

二、孕期膳食能量的需求

1. 热能的相关知识

热能是维持人体生命活动的动力来源，也是胎宝宝生长发育的能源。

怀孕以后，对热能的需要大大增加。准妈妈如果热量摄入不足，就会使机体动员体内的脂肪大量氧化释放热量，同时也会产生过多的酮体，这些酮体进入胎宝宝体内，会影响胎宝宝的大脑和智力的发育。但是热能供给过多时，多余的热能就会变成脂肪贮存起来，时间久了，孕妈妈容易发生妊娠期并发症，还容易造成巨大儿，因而带来剖宫产率的增加，自然产难产率和新生儿产伤的概率也大大增加。

2. 热能来源——膳食中三大营养素（WHO推荐量）

人体的热能来源于每天所吃的食物，但食物中不是所有营养素都能产生热能的，只有碳水化合物、脂肪、蛋白质这三种物质会产生热能，所以也称之为热能营养素。

三大营养素在总热能中应有一个恰当的比例。生理状态下，人体所需的热能总量中，碳水化合物占55%～65%，脂肪占20%～30%，蛋白质占11%～15%。

世界卫生组织建议，对4～12岁儿童的热能供给标准为1 830～2 470千卡。若按体重计算，每天每千克体重热能供给量为：4～6岁91千卡，7～9岁78千卡，10～12岁66千卡。即随着年龄的增加，单位体重需要的热能量相对要减少。

3. 不同人群能量的需求

不同人群对热能的需求是不一样的，准妈妈怀孕后，热能需求量很大，但是也有一个合理的摄入量。

一般来说，准妈妈孕前、早期，每天需求的能量基本一致，即一般正常体重的准妈妈，每天需要1 500～2 200千卡热能。

准妈妈孕中、晚期，每天需要额外增加200～350千卡的能量。

4. 孕期一日食物需求量的构成

准妈妈要科学均衡地补充营养，就必须保证三大营养素的均衡摄取，合理分配三餐的热能比例，具体分配如下。

准妈妈三大营养素供能比例：碳水化合物占55%～65%，蛋白质占11%～15%，脂肪占20%～30%。

准妈妈三餐的热能分配比例：早餐占30%，午餐占40%，晚餐占30%。

准妈妈三餐外加餐的原则：时间选择，上午9点，下午3点和晚上睡前；食物选择，正餐中留出25～50克主食、奶制品、水果等；注意事项，加餐的食物应计算在全天总能量内，且不能超过规定的总热量。

5. 孕期一日食物份数需要量的计算

日常的七大类食物营养素含量和侧重各有不同，但同类食物在一定重量内所含的蛋白质、脂肪、碳水化合物大致相似；即便每份食物重量不同，但按照提供的能量为90千卡为标准，同类食物可以互换食用。为此，准妈妈可以根据自己的饮食习惯和口味，计算出一日不同食物的份数，在膳食安排上进行合理选择搭配。

准妈妈每天需要的食物份数 = 一日总能量 ÷ 90千卡

附表5：一日食物的构成

食物种类	交换份数
谷类	12～14
蔬菜	1
水果	1～2
鱼禽肉蛋类	3
大豆类	1～2
乳类	2～3
油脂类	2
合计	约25

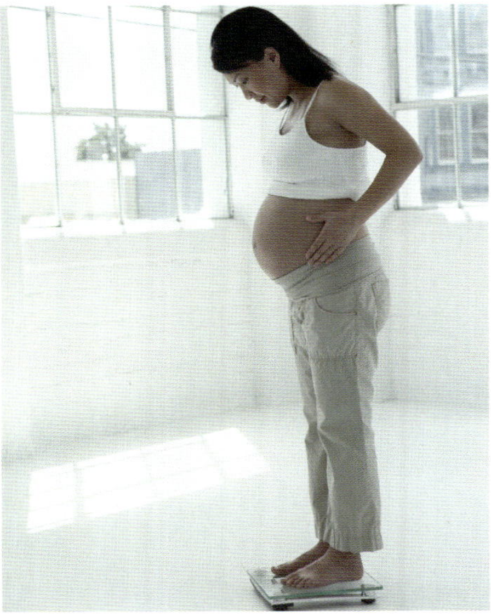

例如：孕前身高160厘米、体重50千克的准妈妈单胎妊娠，孕早、中期每天各需的食物交换份数，可以根据食物份数需要量的计算方法，计算为：

孕早期（孕12周前）每天需要的食物份数=1 925千卡 ÷ 90千卡，约为21份；

孕中期、孕晚期（孕20周左右）每天需要的食物份数=2 225千卡 ÷ 90千卡，约为25份。

附表6：等值谷薯类交换表

（每份供蛋白质2克，碳水化合物20克，热能90千卡）

食品	（克）	食品	（克）
大米、小米、糯米	25	绿豆、红豆、干豌豆	25
高粱米、玉米碴	25	干粉条、干莲子	25
面粉、玉米面	25	油条、油饼、苏打饼	25
混合面	25	烧饼、烙饼、馒头	35
燕麦片、莜麦面	25	咸面包、窝窝头	35
各种挂面、龙须面	25	生面条、魔芋生面条	35
马铃薯	100	鲜玉米	200

附表7：等值肉蛋类交换表

（每份供蛋白质9克，脂肪6克，热能90千卡）

食品	（克）	食品	（克）
熟火腿、香肠	20	鸡蛋（1个）	60
半肥半瘦猪肉	25	鸭蛋、松花蛋（1个）	60
无糖熟叉烧肉、午餐肉	35	鹌鹑蛋（6个）	60
猪瘦肉、牛肉、羊肉	50	鸡蛋清	150
带骨排骨	50	带鱼	80
鸭肉	50	草鱼、鲤鱼、甲鱼、比目鱼	80
鹅肉	50	大黄鱼、黄鳝、黑鲢、鲫鱼	100
兔肉	100	虾、青虾、鲜贝	100
熟酱牛肉、熟酱鸭	35	蟹肉、水浸鱿鱼	100
鸡蛋粉	15	水浸海参	350

附表8：等值蔬菜类交换表

（每份供蛋白质5克，碳水化合物17克，热能90千卡）

食品	（克）	食品	（克）
大白菜、圆白菜、菠菜	500	白萝卜、青椒、茭白、冬笋	400
韭菜、茴香	500	倭瓜、南瓜、花菜	350
芹菜、莴笋、油菜	500	鲜豇豆、扁豆、洋葱、蒜苗	250
西葫芦、番茄、冬瓜、苦瓜	500	胡萝卜	200
黄瓜、茄子、丝瓜	500	山药、荸荠、藕	150
芥蓝菜	500	百合、芋头	100
空心菜、苋菜	500	毛豆、鲜豌豆	70
绿豆芽、鲜蘑菇	500		

附表9：等值水果类交换表

（每份供蛋白质1克，碳水化合物21克，热能90千卡）

食品	（克）	食品	（克）
柿子、香蕉、鲜荔枝	150	李子、杏	200
梨、桃、苹果（带皮）	200	葡萄（带皮）	200
橘子、橙子、柚子	200	草莓	300
猕猴桃（带皮）	200	西瓜	500

附表10：等值大豆类交换表

（每份供蛋白质9克，脂肪4克，碳水化合物4克，热能90千卡）

食品	（克）	食品	（克）
腐竹	20	北豆腐	100
大豆	25	南豆腐	150
大豆粉	25	豆浆	400
豆腐丝、豆腐干	50		

附表11：等值奶制类交换表

（每份供蛋白质5克，脂肪5克，碳水化合物6克，热能90千卡）

食品	（克）	食品	（克）
奶粉	20	牛奶	160
脱脂奶粉	25	羊奶	160
奶酪	25	无糖酸奶	130

附表12：等值油脂类交换表

（每份供脂肪10克，热能90千卡）

食品	（克）	食品	（克）
花生油、香油（1汤勺）	10	牛油	10
玉米油、菜籽油（1汤勺）	10	羊油	10
豆油（1汤勺）	10	黄油	10
红花油（1汤勺）	10	带壳葵花子	25
核桃、杏仁、花生米	15	西瓜子	40

三、如何建立平衡膳食结构

1.准妈妈膳食结构要合理科学

建立孕期均衡营养的膳食结构，是保证母体健康及胎儿良好发育的前提。准妈妈在孕期，食物首先应强调多样化，五谷杂粮、蔬菜水果、鱼肉禽蛋，样样都要吃一些；其次，需要合理搭配食用，千万不要偏食。

①准妈妈膳食组合营养化

膳食组合营养化即膳食中各种营养素和热量要能满足准妈妈的营养需要。一般来说，若准妈妈不偏食，食物选配得当，根据日常膳食习惯，适当增加些副食品的种类和数量，就可以达到合理营养的要求。

②准妈妈膳食构成多样化

膳食构成多样化，即食物感官性状良好，色、香、味俱全，食品选择应根据准妈妈营养需要并兼顾饮食习惯。菜的良好搭配，可使准妈妈胃口大增，一般应该注意菜的量、色、味、形，食物摄入种类越多，营养素摄入就越全面。

③准妈妈膳食制作合理化

膳食制作合理化，即量的搭配要注意菜肴中各种原料的一定比例，突出主料，如肉丝炒洋葱、青椒炒黄鳝等应时菜肴，若准妈妈主要是吃洋葱和青椒的鲜味，配菜时就应加大洋葱和青椒的量；如果要以肉丝、黄鳝的营养摄取为主，配菜时就应多加肉丝、黄鳝。不过，蛋白质摄入也不能过量。

色的搭配要注意原料色彩鲜明，相互映衬。若准妈妈喜欢清淡口味的，菜的主料、辅料色彩可以基本一致，如主料鸡肉、鱼肉皆为白色，配以白色的冬笋，看起来干干净净，就可让准妈妈有一种清爽的感觉，产生食欲。若准妈妈平时口味比较重，就可以取不同颜色的原料相配，使菜肴色泽丰富，如炒虾仁配以碧绿的青豆或豌豆，可使虾仁显得白如美玉；再如番茄炒鸡蛋，色彩鲜明，红黄相间，均可使准妈妈食欲大增。

味的配合要注意淡浓相宜。如多脂肪的肉类，味浓腻，则应加配一些应时的蔬菜，如菜心烧肘子等；再如动物性原料的蛋白质，经过加温或经酸、碱、酶的作用之后，会散发出各种鲜香的味道，具有挥发作用的洋葱头、大蒜等植物，可使鱼肉、猪肉的醇香与某些蔬菜的异样清香相融合，令人感到别有风味，也能使准妈妈食欲大开。

2. 准妈妈饮食烹饪要保持营养

给准妈妈制作食物时，要有所讲究：烹饪前，原料不要长时间浸泡在水里，否则会使营养成分流失；食物煮、炒时间不宜过长，以免破坏过多的营养素；煮饭时大米不要过分淘洗，煮稀粥或煮豆时千万不要放食碱，以免碱性的物质破坏各种维生素。为了减少蔬菜中农药的残留，可以将菜浸泡在水里约30分钟，然后再洗净备用。

3. 准妈妈摄取食物要有所选择

①进食时要细嚼慢咽，不舍汤汁

进食时细嚼慢咽有助于消化吸收，同时可以避免摄食过量。吃菜时，菜汤最好不要弃去，因为汤里往往含有不少营养素。

②生冷食物和不易消化的食物不宜多吃

多吃生冷食物和不易消化的食物会引起消化不良和腹泻。但含维生素C多的食品最好生吃，如果热吃最好也要急火快炒。

③不要多吃有刺激性的食品

芥末、胡椒、姜、辣椒、咖喱等有刺激性的食物不宜多吃，少吃一些可以增进食欲，但多吃会引起大便干燥，甚至便秘，特别是有痔疮的准妈妈尤其要注意。也有的妈妈会引起腹泻，可能还有导致宫缩引起早产的风险。

④口味要稍淡，少摄入盐

口味太重了，随后就会大量喝水，易引起水钠潴留，导致浮肿。此外，摄入过多的盐分还可以引起妊娠期高血压综合征等并发症。进食过多的味精可影响锌的吸收，不利于胎宝宝神经系统的发育。

⑤不宜多吃油炸食品和罐头、腌制食品

油炸食品既不易消化吸收，又在制作过程中使营养成分遭到较多的破坏，而且一些反复加热、煮沸、炸制食品的食油内可能含有有毒化合物，经常食用，对准妈妈和胎宝宝的健康均不利，还会使脂肪摄入增加。有些准妈妈早餐喜欢食用油条，油条在制作过程中使用的明矾是一种含铝的无机物。铝可通过胎盘侵入胎宝宝大脑，影响胎宝宝的智力发育。因此准妈妈应尽量避免食用。罐头及腌制食品中含有的添加剂和防腐剂，是导致畸胎和流产的危险因素，也应避免食用。

⑥要避免食用被污染的食物和有添加剂的食品

食用蔬菜时，应注意清洗干净，水果应去皮后再食用；平日，尽量饮用白开水，避免饮用各种咖啡、饮料、果汁等饮品。另外，家庭炊具尽量使用铁锅和不锈钢制品，避免使用铝制品及彩色搪瓷制品，以防铅元素对人体细胞产生伤害。

温馨提示：最好选择应季蔬菜、水果，少吃反季食物。

4. 准妈妈要戒除某些嗜好

有些准妈妈有喝酒、喝咖啡、饮茶的嗜好，在怀孕后就必须慎重对待。

一般来说，准妈妈适量喝些淡咖啡、饮点淡茶，对胎宝宝无严重影响，但若饮用过浓或过多的咖啡或茶水，则会引起兴奋、心率加快、失眠、食欲不振、恶心呕吐、头痛等。咖啡因还会通过胎盘进入胎宝宝体内，影响胎宝宝发育。因此，准妈妈应注意不要过量饮用咖啡和浓茶，尤其临睡前不要饮用。此外，逢年过节千万不能贪杯，尤其是并发肝病、肾病、高血压等疾病的准妈妈，应尽量避免饮酒，含酒精的饮料最好也不要饮用。

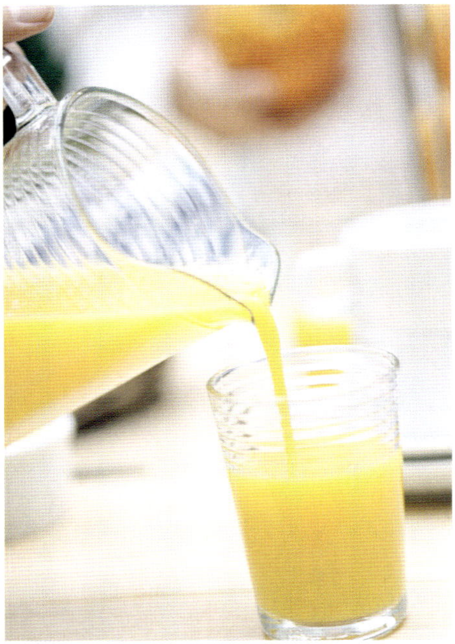

四、不同孕期的平衡膳食指导

1. 准妈妈孕早期平衡膳食指导（怀孕1～3个月）

专家指导：孕早期，准妈妈体内酮分泌增加会影响消化功能，出现恶心、呕吐、食欲下降等不适，而这时又是胎宝宝神经管分化形成的重要时期，所以，为了缓解早孕反应，准妈妈应该注意膳食清淡、适口，少食多餐，保证摄入足够富含碳水化合物的食物，多摄入富含叶酸的食物（这些食物约占一天总量的60%）。如进食好，除补充叶酸外不宜过多补充其他营养素。

①孕早期膳食量安排

我们把孕期10个月（280天）划分为孕早期（孕1～12周），孕中期（孕13～27周），孕晚期（孕28周至分娩）。

整个孕期的不同时期，胎儿的生长发育特点和速度是不一样的，为满足胎儿生长发育需求，营养摄入要点也不尽相同。

孕早期胚胎发育特点：发育速度相对缓慢；妊娠前4周是胎儿神经管分化、形成的重要时期，对外界因素是否敏感，应高度重视，预防胎儿神经管畸形。

准妈妈主要表现：由于早孕反应，准妈妈消化系统发生改变，多数会出现恶心、呕吐、食欲下降等症状；体重没有什么明显改变，甚至还会有所下降。

怀孕早期的膳食指南：

A. 膳食清淡、适口。

B. 少食多餐。

C. 保证摄入足够富含碳水化合物的食物。

D. 多摄入富含叶酸的食物并补充叶酸。

②孕早期一日食谱推荐

【食谱一】

早餐：牛奶1杯，面包半个，鸡蛋1个，山楂果酱

加餐：核桃或杏仁等干果几粒

中餐：米饭100～150克，醋熘白菜虾皮，拌藕片，虾米番茄鸡蛋汤

加餐：橘子等水果

晚餐：面食100～150克，虾肉丸子，绿豆芽炒豆腐丝，虾皮紫菜汤

加餐：酸奶、奶或配方奶

全天烹调用油20克、食盐6克、调味品适量。

【食谱二】

早餐：豆浆1杯，全麦饼干4片，鸡蛋羹

加餐：核桃或杏仁等干果几粒

中餐：米饭150克，白瓜松子肉丁，青椒猪肝，榨菜蛋花汤

加餐：苹果等水果

晚餐：小米饭150克，干贝小白菜，素炒莴苣丁，番茄肉汤

加餐：芝麻糊、奶或配方奶

全天烹调用油20克、食盐6克、调味品适量。

【食谱三】

早餐：馒头或面包干，配方奶或鲜橙，鸡蛋1个

加餐：核桃或杏仁等干果几粒

中餐：米饭或米粉100～150克，糖醋鱼，清炒荷兰豆，番茄蛋汤

加餐：香蕉等水果

晚餐：面条100～150克，丝瓜营养盒，炒三丝（瘦猪肉+豆腐丝+冬笋丝），木须汤

加餐：芝麻糊、奶或配方奶

全天烹调用油20克、食盐6克、调味品适量。

孕早期平衡膳食宝塔

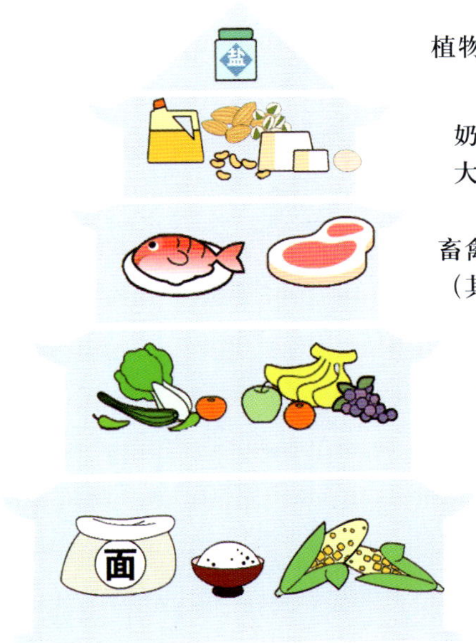

植物油15～20克、盐6克

奶类及奶制品200～250克
大豆类及坚果50克

畜禽蛋肉类（含动物内脏）50～75克
（其中鱼类、禽类、蛋类各50克）

蔬菜类300～500克（以绿叶菜为主）
水果类100～200克

谷类薯类及杂豆200～300克
(杂粮不少于1/5)
适量饮水

2. 准妈妈孕中期饮食指导（怀孕4～6个月）

专家指导：孕中期准妈妈食量明显增加，容易出现体重超标。胎儿快速生长发育，需要更多的热量，骨骼生长加快。所以准妈妈要多吃含优质蛋白质、铁和钙的食物。少食多餐。适量摄入蔬菜和水果，吃绿色蔬菜、虾皮、紫菜、海带等食物以补充微量营养素；多吃含优质蛋白质、高钙、高铁和健脑食品；要控制食盐量，最好每天不超过5克；多喝水。

由于准妈妈在孕中期食量大增，要注意适量进食，不宜过少，也不宜过多，饮食量要恰到好处。监控体重的正常增长，体重增加以每周0.4～0.5千克为宜。

孕中期一日食谱推荐

【食谱一】

早餐：豆浆1杯，麻酱肉末卷；小米红豆粥；鸡蛋羹

加餐：酸奶

午餐：米饭150克，小豆米粥120克，瘦肉炒绿菜，牛肉烧豆腐

加餐：鲜橙等水果

晚餐：米饭150克，川冬菜炒鲜蚕豆，韭黄炒虾皮，海带虾米排骨汤

加餐：奶或配方奶，全麦面包1片

全天烹调用油25克、食盐6克、调味品适量。

【食谱二】

早餐：牛奶1杯，小馒头2个，鸡蛋1个

加餐：酸奶

午餐：二米（大米、小米）饭150克，黄瓜炒肝片，素鸡白菜，紫菜蛋花汤

加餐：鲜橙等水果

晚餐：馄饨100克，小馒头1个，玉笋炒鸡条，白菜虾仁，番茄苋菜汤

加餐：奶或配方奶，全麦面包1片

全天烹调用油25克、食盐6克、调味品适量。

【食谱三】

早餐：豆浆1杯，二米粥，烧饼1块，鸡蛋1个

加餐：酸奶

午餐：米饭150克，清蒸鲈鱼，豆角炒鸡蛋胡萝卜，拌海带丝，马蹄煲猪肉汤

加餐：鲜橙等水果

晚餐：米饭150克，豆干芹菜炒牛肉，虾米煲芥菜，白菜猪骨汤

加餐：奶或配方奶，全麦面包1片

全天烹调用油25克、食盐6克、调味品适量。

孕中、晚期平衡膳食宝塔

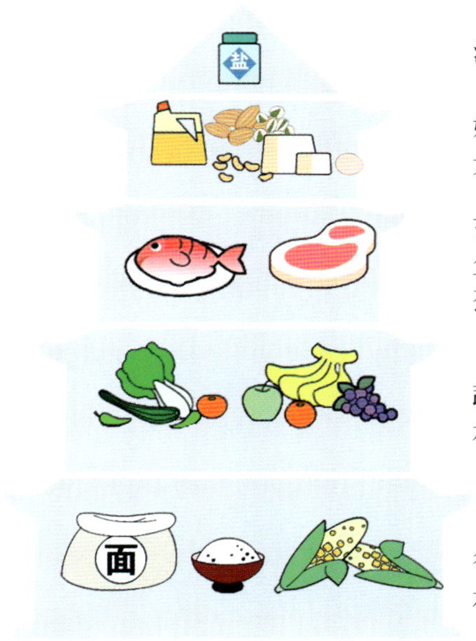

油20～25克、盐6克

奶类及奶制品260～600克
大豆类及坚果30～50克

畜禽肉类50～75克
鱼虾类50～100克
蛋类25～50克

蔬菜类300～500克（绿叶菜占2/3）
水果类200～400克

谷类薯类及杂豆250～400克
水1 200毫升

3. 准妈妈孕晚期饮食指导（怀孕7～10个月）

专家指导：孕晚期，准妈妈食欲旺盛，需要储备一些营养素。胎儿处于生长最快的阶段，骨骼和牙齿迅速生长，需要更多的铁。并且胎儿增大，子宫底升高，压迫胃肠道，使胃容量缩小，准妈妈常会感到上腹部不适，因此，孕晚期减少主食和脂肪的摄入量，多吃粗粮、豆制品和蔬菜，最好不吃甜食。如果出现浮肿要少食盐，适当增加海产品以及蛋白质的摄入，因为海产品中碘、钙和磷含量丰富，并且含有丰富的不饱和脂肪酸，对胎宝宝的大脑和身体发育大有好处。

①孕晚期膳食量安排（膳食宝塔同孕中期）

主食：300～400克，偏胖者200～300克

禽肉类：100克左右（少食猪肉、牛肉、羊肉）

豆制品：50～100克

奶或豆浆：500～600毫升

鸡蛋：1～2个

蔬菜：400～500克

水果：100～150克

②孕晚期一日食谱推荐

【食谱一】

早餐：豆浆1杯，面包100克，水煮鸡蛋1个

加餐：核桃仁等干果一把的量

午餐：米饭100克，猪肝炒菠菜，虾米炒油菜，排骨海带汤

加餐：苹果等水果

晚餐：红枣小米粥，麻酱小花卷2个，牛肉焖黄豆，素炒菠菜

加餐：奶或配方奶，全麦面包适量

全天烹调用油20克、食盐6克、调味品适量。

【食谱二】

早餐：牛奶1杯，豆沙包2个，鹌鹑蛋4个

加餐：核桃仁等干果一把的量

午餐：米饭100克，白菜烧豆腐，清蒸鱼，蘑菇蛋汤

加餐：苹果等水果

晚餐：干贝汤面100克，栗子烧小白菜，木耳黄花青菜汤

加餐：奶或配方奶，全麦面包适量

全天烹调用油20克、食盐6克、调味品适量。

【食谱三】

早餐：麻酱烧饼，煎蛋，玉米面粥

加餐：核桃仁等干果一把的量

午餐：米饭100克，腐竹银芽黑木耳，蒜蓉油麦菜，鲫鱼汤

加餐：苹果等水果

晚餐：米饭100克，炒鳝鱼丝，素炒菜花，紫菜鸡蛋汤

加餐：奶或配方奶，全麦面包适量

全天烹调用油20克、食盐6克、调味品适量。

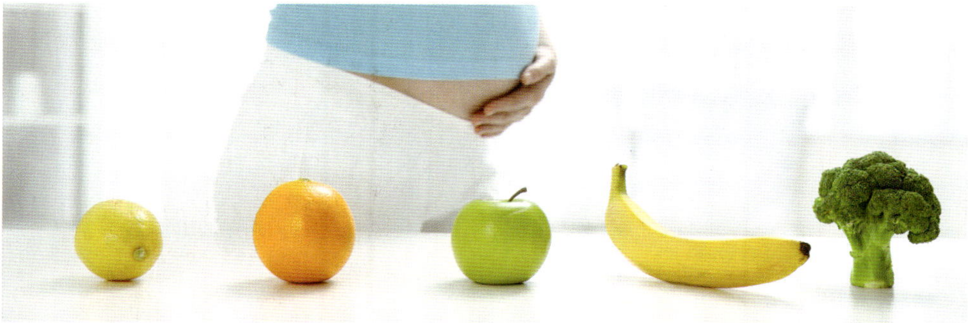

附录3：

孕期营养饮食特殊需求

一、孕期营养重要性

关注婴幼儿健康首先应该关注孕育生命的母亲，只有母亲营养状况良好，为宝宝创建一个高质量的生长环境，才能为孩子的一生奠定良好的基础，孕育健康聪明的宝宝。因此，一个母亲的健康可以影响到子孙甚至几代人的健康。

孕产妇是个特殊的群体，应予以特殊的关注。由于孕妇的营养状况直接关系到胎儿的早期发育，而胎儿生命早期的发育状况与其成年后的慢性病发生密切相关，这就是“人类健康与疾病的胎儿期起源”学说。2006年，联合国营养执行委员会提出：从妊娠到出生后两岁是通过营养干预预防成年慢性病的机遇窗口期。由此可见，孕期营养至关重要。

一个成熟的受精卵经过十月怀胎，长成重量达3 000克左右的成熟胎儿，在短短的280天内，重量增加6亿倍以上，这种巨大的变化都是从母体内吸收丰富营养的结果。准妈妈怀孕以后，要担负起提供自身和胎宝宝两个人营养的重担，因此，准妈妈摄取丰富和合理的营养非常重要。

营养不良的准妈妈不仅容易在妊娠期间发生并发症，而且患其他孕期不良疾病的比率远高于营养水平良好的准妈妈，所以，准妈妈在孕期必须保证营养摄入的全面和均衡。所食用的食物种类要杂、要多，宜粗少细，要多吃原汁原味的、无污染的、应季的天然食物，要经常变化食物种类，不要偏食几种少量的食物。同时要注意少吃或不吃刺激性食物，不要饮茶、饮咖啡、饮酒，尽量饮用白开水。重视饮食卫生，不要服用含食品添加剂、色素、防腐剂的食物，不要吃腌制食物。还要注意不可暴饮暴食。

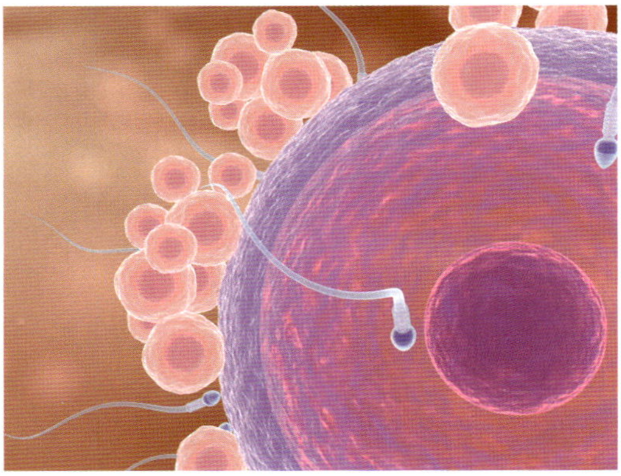

所以，当你准备孕育健康的宝宝，就应该做好自己的营养规划，让未来的母亲强壮起来，为迎接小生命时刻准备着！

二、准妈妈孕期营养的几种状况

1. 营养不良

营养不良多见于偏食挑食的准妈妈。

如果准妈妈在孕期营养摄入不足，对于准妈妈自身而言，不仅易发生营养缺乏性疾病，如缺铁性贫血、缺钙导致的骨软化、低蛋白血症、低血糖，还可能发生早产、胎膜早破、感染，产时易发生子宫收缩乏力、难产、产后出血，产后引起产褥感染、乳汁不足。

对于胎宝宝来说，会导致各种出生缺陷的发生，还可能引发胎宝宝宫内发育受限，出生时体重低，可能导致成年代谢综合征，影响胎宝宝智力发育，胎宝宝死亡率增加。

2. 营养过剩

营养过剩多见于吃得多、动得少、暴饮暴食、体重增长过快、脂肪堆积、血糖升高的准妈妈。

随着生活水平的提高、饮食条件的普遍改善，准妈妈营养过剩的情况比较多见，营养过剩不仅使得准妈妈易患妊娠期并发症（妊娠期高血压综合征、妊娠期糖尿病），还容易发生巨大儿（4 000克以上），从而导致剖宫产率的上升。

如果准妈妈在孕期脂肪堆积过多，不仅准妈妈产后难以恢复体形，易从此发生肥胖症，还会发生与肥胖密切相关的高血压、心血管疾病等；容易出现妊娠期糖耐量受损及妊娠期糖尿病；准妈妈产时也容易发生难产，剖宫产概率增加，更易发生产后出血等不良症状。

同时，营养过剩的准妈妈孕育巨大儿且产时手术助产机会也会增加，使用吸引器、产钳易造成产伤；孕期准妈妈营养过剩还与宝宝成年后的肥胖、糖尿病、高血压、高血脂、冠心病有密切关系。

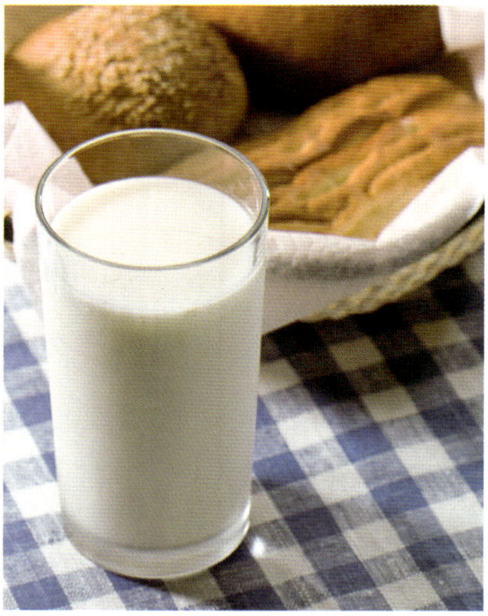

因此，无论是营养不良还是营养过剩，对准妈妈和胎宝宝都会产生不良影响。

3. 营养合理

准妈妈只要做到膳食摄入均衡、合理，食物多样化，孕期并发症的发生率就会大大降低，胎宝宝也能正常发育，为十月怀胎的自然分娩做充足的准备。

具体地说，准妈妈应该摄入全部营养素，不仅营养素种类要齐全，数量也要适宜，避免过量，而且营养素之间还要求有合理的比例关系。同时，要平衡膳食，所谓平衡膳食就是吃各种各样的食物，谷类、蔬菜、水果、豆类、肉类、乳类、蛋类、油脂类等，各种食物数量要搭配合理，加工烹调方法也要得当。平衡膳食能满足准妈妈的全部营养需要，既不会营养不良，也不会营养过剩，要做到这一点就必须从膳食结构入手，合理安排准妈妈的一日三餐，并且根据不同孕期调整每个阶段的膳食结构。

三、准妈妈孕期营养合理补充

1. 保障蛋白质供给

蛋白质是构成人体细胞的主要物质，是胎宝宝生长发育的重要物质基础，能帮助胎宝宝建立建造新的红细胞和肌肉组织、骨骼、内脏、皮肤，建造胎盘。同时，蛋白质中的氨基酸对脑细胞的形成和发育也极为重要，能有助于胎宝宝脑部发育，脑细胞个数增长最快的阶段是从大约孕30周到出生后1周岁，成年人的脑细胞数量有3/4是在胎儿时期形成的，可以说胎儿期是脑发育的基础，摄入合理的蛋白质，还能提高准妈妈自身的免疫功能，预防和减少感染。

妊娠晚期，准妈妈需要一定量的蛋白质以供分娩和产后哺乳所需。准妈妈如果缺少蛋白质，可能导致胎宝宝脑细胞增殖数量不够，影响发育。因此，准妈妈在每天的饮食中要保证摄入足够量的蛋白质。

中国推荐的孕妇膳食量中，准妈妈每天蛋白质的增补摄入量为：4～6个月15克，7～9个月25克。

蛋白质的良好来源有乳类、蛋类、豆类、鱼类和肉类等，其中蛋类和乳类的蛋白质最易为人类消化吸收。

2. 孕早期重点加强叶酸的补充

叶酸是一种B族维生素，对细胞的分裂、生长及核酸、氨基酸、蛋白质的合成起着重要作用，因此，叶酸是早期胚胎发育不可缺少的营养素。

研究表明，准妈妈孕前和怀孕前3个月期间每天补充0.4毫克叶酸，胎宝宝发生兔唇和腭裂的危险可降低25%～50%，有可能避免35.5%的先天性心脏病患儿出世，叶酸可以预防胚胎神经管畸形，有效降低出生缺陷的发生；降低妊娠并发症，如妊娠期高血压综合征、子痫前期的发生。所以，准妈妈在孕前3个月就应该开始常规补充叶酸，并持续至整个孕期。准妈妈补充叶酸的剂量为：每天0.4～0.8毫克，使体内叶酸维持在适宜水平（若机体缺乏服用4周后方可得到改善）。

因此，孕前3个月到整个孕期，直至哺乳期，准妈妈除补充叶酸外还应注意多摄入富含叶酸的食物，如红苋菜、生菜、芦笋、龙须菜、油菜、小白菜、甘蓝、豆类、全麦面包、动物肝、麦芽、香蕉、草莓、橙子、橘子等。

3. 注意矿物质的补充

矿物质主要指钙、铁、锌、锰、镁、铜、碘等元素，它们对准妈妈健康和胎宝宝的生长发育同样起着重要作用。其中钙、锌、铁、碘对准妈妈和胎宝宝的健康尤为重要。

①注意补钙

钙是形成骨骼和牙齿的重要成分，缺钙是孕期比较常见的问题，成熟的胎儿体内含钙约30克，全部来自于母体，大部分在孕中期和孕晚期积累，主要满足胎儿骨骼发育。

一旦母亲缺钙，母体健康都有可能受到影响，虽然母体内有机制在保护胎儿发育，但如果缺钙时间较长，胎宝宝可能会出现先天性骨质钙化不良、组织内钙水平下降、体重下降。钙缺乏表现为肢体麻木、关节疼痛、腿抽筋（夜间明显）等。

因此，准妈妈在妊娠期间要多吃含钙丰富的食物，特别是乳类，因为乳类是钙最好的食物来源，钙含量高，且吸收率也高于其他食物。其他食物如大豆制品、虾皮、芝麻酱、紫菜等也是孕期膳食钙的良好来源。但需要提醒的是虾皮较咸，应该适当处理后食用，避免过量导致浮肿。

中国推荐孕妇钙的摄入总量为：孕早期钙推荐摄入总量800毫克/天，孕中期钙推荐摄入总量1 000毫克/天，孕晚期钙推荐摄入总量1 200毫克/天。以上钙摄入总量参考值包括食物中的钙和钙剂。

有专家提出如果准妈妈能够满足700～800毫升/天的奶摄入，可以不额外补充钙剂。

②注意补铁

铁是重要的造血原料，也是携氧的重要元素，胎宝宝通过胎盘的主动转运作用从母体血浆中摄取铁。准妈妈孕期对铁的需求量明显增加，孕中期和孕晚期比未怀孕时分别多需要5毫克和15毫克。如果准妈妈的铁补充不够，可造成准妈妈生理性贫血，从而妨碍胎宝宝的正常发育，尤其是胎宝宝的大脑发育；如果胎儿在母体中铁储备不足，严重者可导致新生儿期贫血症，准妈妈生产时易出现低热或出血等并发症，且产后体能恢复缓慢，新生儿易感染，抵抗力差，生长发育落后。

一般情况下，准妈妈的血红蛋白低于11克即为孕期贫血。为避免准妈妈由于铁摄入量不足而造成的缺铁性贫血，准妈妈要经常食用含铁丰富的食物，如动物肝脏、红肉类、豆类、海藻类、深绿色蔬菜等。食物中铁的营养价值与吸收率有关，动物性食物中的铁比植物性食物中的铁容易被人体吸收。如动物肉及肝中铁的吸收率为22%，鱼为11%，而蛋黄中的铁、磷与蛋白质的吸收率仅为3%，大豆为7%，大米则只有1%。如果将含铁丰富的食物与蛋白质及维生素C、维生素B_{12}、叶酸一起摄取，铁的吸收会更好。

中国推荐的孕妇膳食量中，孕早期铁推荐摄入量15毫克/天，孕中期铁推荐摄入量25毫克/天，孕晚期铁推荐摄入量35毫克/天。

③注意补锌

锌是人体多种酶的组成成分或者激活剂，对胎宝宝大脑的发育起着不可忽视的作用，严重缺锌可引起无脑畸形等。所以，准妈妈应多摄入富含锌的食物。

含锌较多的食物有牡蛎、蚌、贝、海带、黄豆、扁豆、麦芽、黑芝麻、紫菜、南瓜子、动物瘦肉等。

④注意补碘

准妈妈怀孕期间补充碘对胎宝宝脑发育有促进作用。如果碘缺乏，会导致母体新陈代谢降低，严重影响胎儿发育，导致胎儿体格发育和智力发育出现明显障碍。

准妈妈在日常饮食中要食用碘盐及经常吃一些富含碘的食物，如紫菜、海带、裙带菜等，通过饮食改善准妈妈体内碘缺乏状况。

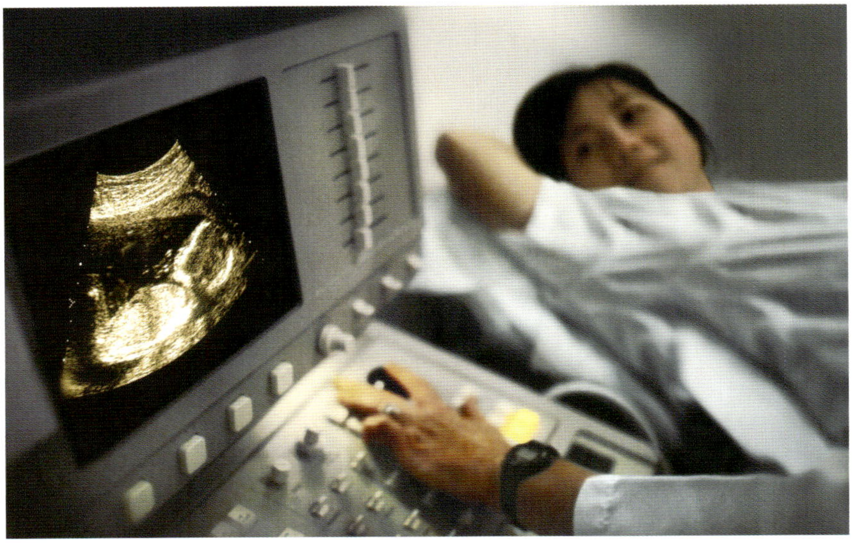

4. 补充各种维生素

人体细胞的生长、增殖均需要大量的蛋白质和热量，但合成细胞的每一个步骤都需要一些天然的有机化合物来促成，这种具有催化作用的特殊物质就是维生素。维生素种类很多，有维生素A、维生素B_1、维生素B_2、维生素B_6、维生素B_{12}、维生素C、维生素D、维生素E等。

某些维生素缺乏可致胚胎神经系统畸形，亦严重影响智力，所以，准妈妈要及时补充维生素。富含维生素的食物有水果和蔬菜。水果最好洗净后生吃，因为维生素大多数会在去皮、精磨及烹调过程中流失，尤其是水溶性维生素丢失更严重。只有水果洗净后生吃，才可有效地吸收其所含的各类维生素。但因为水果含糖，也不宜过多摄入，摄入过多再不注意运动，有血糖升高而导致妊娠期糖尿病的风险。

维生素A：维生素A缺乏可引起胎宝宝先天畸形。它存在于动物性食品如动物肝脏、蛋黄和乳类中，胡萝卜、菠菜中类胡萝卜素最具有维生素A的活性。

维生素B_2：维生素B_2缺乏可造成准妈妈妊娠期高血压综合征和胎宝宝发育不全。维生素B_2可从动物肝、蛋、牛奶、绿叶蔬菜等食物中摄取。

维生素B_6：与蛋白质和脂肪代谢的关系非常密切。食物主要来源是豆类、谷类、肉类。

维生素B_{12}：对于遗传物质的合成有重要作用，对细胞特别是脑细胞的发育和成熟尤为重要。主要来源于动物肝、肾和肉类。

维生素C：能促进细胞正常代谢，维持激素分泌的平衡，加强血液凝固及增强抵抗力。维生素C广泛存在于新鲜的蔬菜和水果之中。

维生素D：能促进身体对钙的吸收和在骨骼中的沉积。主要来源于动物肝脏、鱼肝油和蛋类，日光照射皮肤可使皮肤内合成维生素D。

维生素E：与维持生殖系统的正常功能有很大关系，维生素E缺乏可导致生殖机能丧失、胎宝宝多发性先天畸形。其食物来源是植物油、谷类、蛋类和新鲜蔬菜。

5. 保证脂肪摄入

在日常生活中，脂肪的主要来源有食用的豆油、菜籽油、花生油、芝麻油等植物油和猪油、牛油、羊油等动物油，还有核桃仁、鱼、虾、动物内脏等。尤其是鱼类，不但含有比动物油更多的不饱和脂肪酸，而且海鱼还含有一种更能够健脑益智的营养物质——DHA。

因此，准妈妈每周至少要吃2～3次海鱼，如果家庭条件允许的话，可以增加食用海鱼的次数，那么胎宝宝就可以通过胎盘从母体中获得大量的DHA，使脑细胞数量增殖和发育优良。胎宝宝获得DHA的量与准妈妈摄入DHA的量是成正比例关系的，即准妈妈吃得多，胎宝宝吸收得就多，如果准妈妈怀孕期间海鱼吃得少或因为偏食等其他原因使DHA摄入量减少，那么胎宝宝从母体内获得的DHA含量也少，这样可能会给胎宝宝的大脑发育带来一些影响。

四、不同孕期的营养补充指导

1.准妈妈孕早期营养补充指导（怀孕1～3个月）

专家指导：孕早期是胚胎分化增殖、主要器官系统形成期，也是胚胎发育的关键期，最容易受外界因素的影响而导致畸形，也是敏感期即神经管形成期。此时的准妈妈多半早孕反应都比较明显，体重增长不是很明显，甚至会略微有所下降。对热量及各营养素的需要量基本与孕前相同。

①孕早期摄入营养要全面

准妈妈要注意合理摄入全面的营养，注意膳食合理调配。早孕妈妈由于早孕反应，往往食欲不振，如果这时不坚持进食，对胚胎发育会有影响，严重者会导致酸中毒，所以，准妈妈一定要克服食欲不佳的状况，多吃营养安胎的食物，给宝宝提供最初的营养保证。

早孕妈妈一般喜欢吃些带酸味的食物，此时可以吃些山楂，但山楂可能有刺激子宫收缩的作用，所以不宜多吃。

②孕早期食量不必增加

不足、过量或不合理的营养摄入会给准妈妈带来身体健康的隐患，诸如体重过度增长、妊娠期糖尿病、妊娠期高血压综合征等。孕早期维持日常食量即可，反应严重的准妈妈可以少量多餐，只需额外补充叶酸。

③多摄入补脑营养，尤其是维生素和微量元素，帮助胎宝宝大脑发育

胎宝宝的脑发育从孕早期就已经开始了，此时是胎宝宝大脑发育的关键时期，研究表明，对大脑有益的营养素主要有蛋白质、维生素和微量元素。因此，准妈妈在孕早期多摄取这些营养素，可以帮助胎宝宝大脑发育。

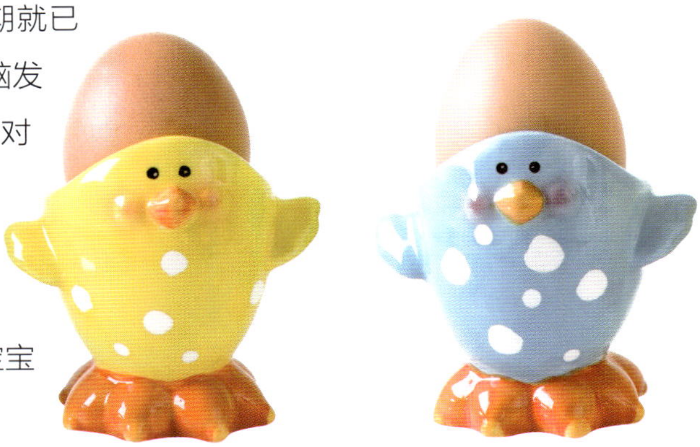

所以，准妈妈平时要注意适当吃些瘦肉、鸡蛋、鱼类、豆类，保障大脑发育必要的蛋白质供给，还要摄取必要的维生素，尤其是B族维生素、维生素C、维生素E等，进一步帮助胎宝宝大脑发育。因此，早期就应该补充多种维生素，可以选择圣女果、苹果、橘子、香蕉、猕猴桃等水果，也可以选择一些干果，比如核桃、栗子、杏仁、开心果等。适当补充新鲜的绿叶蔬菜。维生素E广泛分布在木本植物果实、种子及谷物的胚芽中，含维生素E丰富的食物有五谷、大豆、花生、芝麻、莴苣、油菜、菜花等。

2. 准妈妈孕中期营养补充指导（怀孕4～6个月）

专家指导：孕中期是胎宝宝生长发育的加速期，胎宝宝出生时的体重一半是在孕中、晚期增长的。这个阶段，胎宝宝大脑皮层、神经系统、肺部发育增快。准妈妈营养素的摄入十分重要，体内的脂肪、铁、蛋白质等各种营养素需大量储存。

①准妈妈食品要多样化，多摄入优质蛋白

此时，胎宝宝处于生长发育的加速期，需要各种维生素及大量的蛋白质，而准妈妈也需要蛋白质供给胎盘和胎儿发育。因此，这时的准妈妈要抓紧补充营养素和热量，增加蛋白质尤其是优质蛋白质的摄入，适当增加鱼、禽、蛋、瘦肉的摄入量，适当增加乳类的摄入量。

具体地说，准妈妈的饮食每天要荤素搭配、粗细搭配，多吃豆制品，适当进食大米、面等主食，最好每天能达到400克以上，并要适当吃些玉米、小米、麦片等杂粮，做到粗细搭配。准妈妈还应进食足量的新鲜水果和蔬菜，以补充胡萝卜素和维生素，每天最好摄入500克蔬菜，以防止由于子宫逐步膨大压迫肠道而引起的便秘。此外，这期间的食物宜清淡，避免浮肿的发生，还要吃些汤汁以补充水分。

②孕中期膳食中应积极补钙、补铁

孕中期，胎宝宝的骨骼和大脑处于快速发育阶段，还需要大量的钙储备，一定量的铁、碘、锌。因此，这个阶段准妈妈要多补充含钙、铁丰富的食物。

乳制品是钙的理想来源，每100毫升普通牛奶含钙约100毫克，豆类食物也含钙，总之含钙食物很多，只要营养摄入全面就可以避免钙缺乏。

补充钙的注意事项：补钙应同时补充维生素D；钙剂不宜补充过多，过多也会影响其他营养素的吸收；服用钙片后不宜立即饮用茶；补钙不要空腹，最好在进餐时或餐后30分钟服用，或晚上睡前服用；钙剂不能和牛奶同服，以免造成钙质的浪费；补钙时应注意多饮水；胃酸缺乏者，不宜服用碳酸钙，可选用枸橼酸钙等。

准妈妈每天要进食牛奶、豆制品、海带、紫菜、虾皮等，同时还要增加户外活动如散步、多晒太阳，以增加体内维生素D，帮助钙的吸收。

附表13：常见食物的钙含量参考

食物名	日常食用量	日常食用量的钙含量（毫克）
奶酪	2片（45克）	258
全脂鲜奶	1杯（240毫升）	257
小干鱼	10克	221
五香豆干	2片（80克）	218
酸奶（原味）	1瓶（240毫升）	151
传统豆腐	3小格（80克）	112
虾米	10克	108
虾仁（中）	6只（30克）	31
豆浆	1杯（240毫升）	26
芥蓝	1碟（100克）	238
红苋菜	1碟（100克）	191
绿豆芽	1碟（100克）	147

铁是这个时期要加强补充的。铁元素是体内酶的构成成分，参与能量制造，能促进胎宝宝的生长发育。铁参与血红蛋白的合成，能防止贫血，还能增加对疾病的抵抗力。

一般来说，孕中期，准妈妈的血色素大致是11～12克/毫升，到妊娠第8个月时，则由于血液稀释，易发生生理性贫血，所以，为了避免贫血的发生，准妈妈从妊娠第5个月左右就要开始食用含高铁质的食物，比如动物肝脏、动物的全血、深绿色蔬菜等。

补充铁的注意事项：补铁以动物性食物为主，因为动物性食品铁的吸收率一般高于植物性食品，适当摄入动物红肉类食物；不要与牛奶或钙剂同时服用；补铁时要少饮茶和咖啡；补充充分的蛋白质和维生素C可增加铁的吸收，维生素C可使铁的吸收利用率提高4倍；补铁应在进餐时服用，以减少胃肠道反应。

补铁的几个注意事项：

A. 充分的蛋白质利于铁剂的吸收，所以，饮食中要保证足够的蛋白质。

B. 食补铁以动物性铁为主，可摄取足够的动物红肉类、动物肝脏等富含铁的食物。

C. 维生素C有利于铁吸收，服用铁剂，同时补充维生素C50毫克或食用1个橘子。

D. 补铁不能和钙剂同服，服钙前后1小时内最好不要补铁，否则会降低铁的吸收。

E. 不要用茶水送服铁剂，茶中的鞣酸可干扰铁的吸收。

F. 铁剂最好在两餐之间服用，以免影响食物中的植酸和草酸的吸收。

G. 牛奶也会干扰铁的吸收，铁剂不能与奶同服。

③孕中期加强补充维生素

孕中期胎儿处于生长发育的加速期，对叶酸、维生素B_{12}、维生素B_6、维生素C以及其他B族维生素的需要量也大大增加，这就要求准妈妈在孕中期摄入养分均衡的食品，加强维生素的补充。此外，多补充维生素C还有利于铁的吸收，可以有效预防贫血。

富含维生素B_1的食物主要有小麦胚芽、猪腿肉、大豆、花生、猪里脊肉、火腿、黑米、鸡肝、胚芽米等；富含维生素B_2的食物主要有动物肝脏、黄鳝、蘑菇、海带、紫菜等；富含维生素B_6的食物主要有蛋黄、小麦胚芽、动物肝脏、肉类、乳类、大豆、谷类、香蕉、花生、核桃等；维生素B_{12}在自然界中都是由微生物合成的，所以只有动物性食物中才含有，尤以动物的肝脏、肉类、蛋类、牡蛎等食物中含量较丰富。

当然，由于每个准妈妈的生活习惯和饮食习惯不同，有的准妈妈从饮食中就达不到孕期维生素的需要量，这就需要在产科医生的指导下补充复合维生素制剂。如果准妈妈身体正常、体型较小，建议可以在平衡饮食的基础上每天补充一半推荐量的复合维生素片，这样更为安全一些。

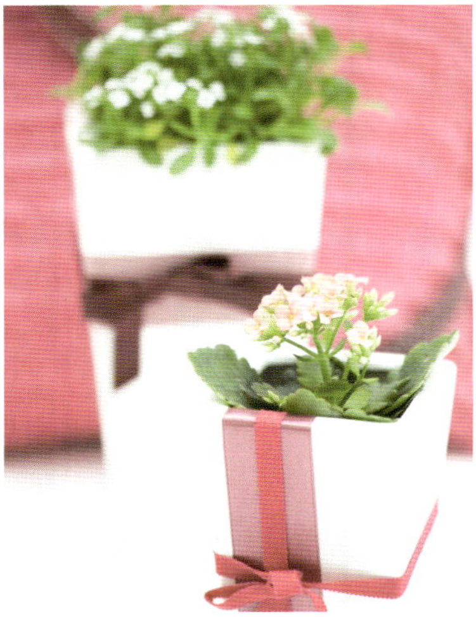

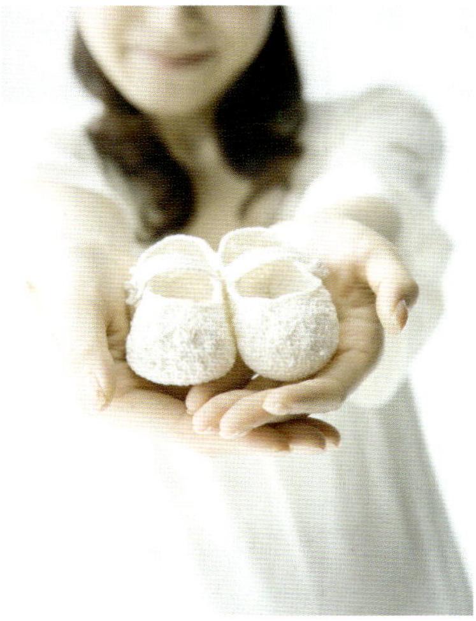

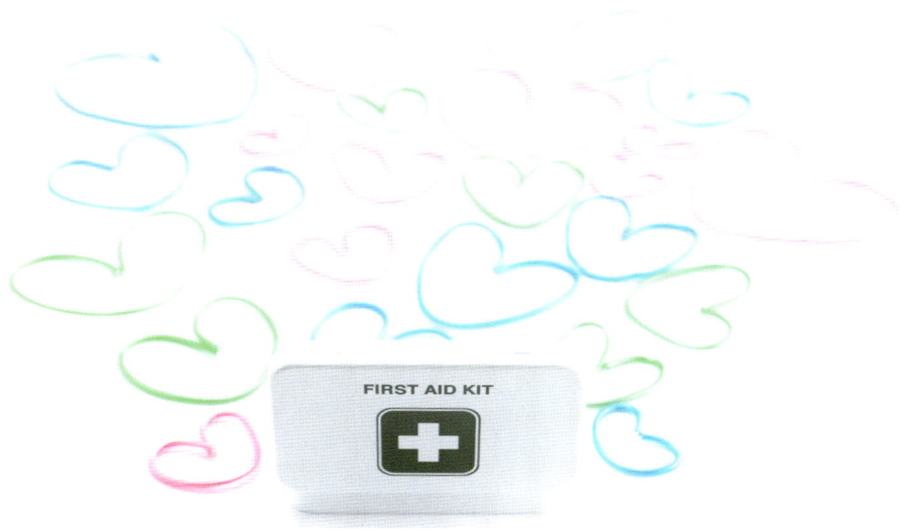

3. 准妈妈孕晚期营养补充指导（怀孕7～10个月）

专家指导：孕晚期，胎宝宝生长最快，其体重有一半是在这一时期增长的，所以这个阶段胎儿体内需贮存的营养素最多。此时，准妈妈就需要进一步补充各种营养素，包括高质量的蛋白质、各种维生素、铁、磷、钙，以及一定量的碘、锌。

①孕晚期补充合理均衡的营养素

孕晚期胎宝宝对各类营养素的需求最多，这时准妈妈的饮食仍然每天要荤素、粗细搭配，补充均衡的营养素。同时，进食新鲜的蔬菜，补充胡萝卜素和维生素，以防止由于子宫逐步膨大压迫肠道而引起的便秘。

②注意补充高质量的蛋白质

孕晚期是胎宝宝脑发育的高峰，这个阶段，准妈妈的膳食中要增加生理价值高的蛋白质，如禽、鱼、蛋等；适当补充干果，还可增加一些豆类蛋白，如豆腐、豆浆等豆制品，以利于胎宝宝的大脑发育。

③孕晚期注意补充锌、碘、镁

准妈妈在孕晚期要注意补充富含锌、碘、镁等微量元素的食物。锌有助于增加子宫的收缩力，减少分娩痛苦和出血量，适时补锌既利于分娩又有助于产后康复；碘有助于胎宝宝脑的健康正常发育，并且适时补碘还为母乳的含碘量提供了保证；镁是人体必需的矿物质，体内近98%的镁存在于骨骼、牙齿和软组织中，胎宝宝在晚期发育过程中镁也是不可缺少的重要营养素。

准妈妈要多食用富含锌和碘的食品，如海带、紫菜、动物内脏和坚果类，多进食富含镁的绿色蔬菜，如青菜、青笋、莴苣等。

附录4：

280天孕产检查时间表

时间	检查目的	检查内容和注意事项
0～5周	初步检查一下是否怀孕	经妇产科医师检查后，如果你的妊娠试验呈阳性，恭喜你怀孕了；阴性也不要大意哦，如1周后仍未来潮，还要复查。
5～6周	超声波检查，观察胚胎数	超声波检查，若胚胎不在子宫内可能是宫外孕。准妈妈有阴道出血等症状，是先兆流产信号。另外，在孕期5～8周还可以看到胚胎数目，以确定准妈妈是否孕育了多胞胎！
6～8周	超声波检查，查胎宝宝的心跳以及卵黄囊	早孕反应明显。之前没有做过超声波，现在也可做超声波检查，看到胎宝宝的心跳，则代表胎宝宝正常。此外，也可看到卵黄囊。
9～11周	做绒毛膜采样	孕妈妈如有家族遗传病史，应做“绒毛膜采样”。但此检查常会造成孕妈妈流产以及胎宝宝受伤，做之前要仔细听从医生的建议。如无家族遗传性疾病，一般孕妈妈不需做此项检查。
12周	本周为第1次正式产检，检查完毕后孕妈妈可领取孕妈妈健康手册	此时胎宝宝已经进入相对稳定的阶段，一般医院会给妈妈们办理“孕妈妈健康手册”。日后医师为每位准妈妈做各项产检时，也会依据手册内记载的检查项目分别进行并做记录。
13～16周	第2次产检，要进行唐氏综合征的筛检	此次以后的检查项目包括：称体重、量血压、问诊、查子宫大小及宝宝的胎心音等。高龄孕妈妈在18周后可做唐氏综合征筛检。对于有可能生下唐氏综合征患儿的孕妈妈，应做羊膜腔穿刺检查。
17～20周	第3次产检，主要是进行详细超声波检查，可看出胎宝宝性别	此次超声波检查，主要看胎宝宝外观发育上是否有较大的问题。医师会仔细量胎宝宝的头围、腹围，看大腿骨长度及检视脊柱是否有先天性异常。准妈妈在16周时，已可看出胎宝宝性别，但在20周时，准确率更高。至于最令准妈妈期待的首次胎动，在18～20周出现。
21～24周	第4次产检，要进行妊娠糖尿病的检查	孕24周做妊娠糖尿病和妊娠胆汁淤积症的筛检。如检查出孕妈妈患有妊娠糖尿病，在治疗上，会采取饮食及注射胰岛素来控制，不可口服降血糖药物，以免影响胎宝宝。若有妊娠胆汁淤积症，需监护用药直到产后，有的甚至要提前终止妊娠。孕中期以后较容易出现贫血、缺钙，所以要多食用含铁的食物，补铁、补钙。

续表

时间	检查目的	检查内容和注意事项
25～28周	第5次产检，要做乙型肝炎抗原，梅毒血清试验	此阶段最重要的是为孕妈妈抽血复查梅毒、艾滋病、乙型肝炎有关抗原、抗体。目的是要再次确认孕妈妈早孕时所做的检查，检查准妈妈本身是否带有或已感染乙型肝炎。此外，血糖、胆汁酸的复查也很必要。
29～32周	第6次产检，此时孕妈妈会有下肢水肿症状	孕期28周以后，孕妈妈的产检是每2周检查1次。医生会针对孕妈妈的血压、尿蛋白、尿糖做检查。如果测量结果发现准妈妈的血压偏高，又出现蛋白尿、全身水肿等情况时，准妈妈须多加留意，以免有子痫前期的危险。另外，心电图、肝胆B超的检查也是必要的。还要根据孕妈妈情况复查血糖、胆汁酸。
33～35周	第7次产检，超声波检查，评估胎宝宝体重	孕期34周时，要做一次详细的超声波检查，以评估胎宝宝当时的体重及发育状况，并预估胎宝宝至足月生产时的重量。一旦发现胎宝宝体重不足，准妈妈就应多补充一些营养物质。准妈妈在37周前，要特别预防早产的发生，如果阵痛超过30分钟且持续增加，又合并有阴道出血或出水现象时，一定要立即送医院检查。
36周	第8次产检，监视胎宝宝的状态	从36周开始，准妈妈愈来愈接近生产日期，此时所做的产检，以每周检查1次为原则，并持续监视胎宝宝的状态。此阶段的准妈妈，可开始准备一些入院用的东西，以免生产当天太过匆忙，变得手忙脚乱。
37周	第9次产检，注意胎宝宝的情况，看有没有临产征兆	孕妈妈腹部发硬、尿频严重、胎动有所减少、阴道有血性的分泌物，这些都是临近生产的征兆，孕妈妈要时刻准备着哦！破水时，要马上平卧，急送医院。
38～42周	第10次产检，主要看一下胎位，胎头是否下降，为生产做准备	从38周开始，胎位开始固定，胎头已经降下来，并卡在骨盆腔内，此时准妈妈应有随时生产的心理准备。在未生产前，仍应坚持每周检查1次，让医生进行胎心监护、B超检查，了解羊水以及胎宝宝在子宫内的状况。如果超过41周还未有分娩迹象，准妈妈就应该住院催产了。因为逾期过久，胎宝宝在宫内将面临缺氧危险。

附录5：

0～3岁婴幼儿心理发展的年龄范围和项目提示

年龄	基本技能水平
2个月	**听力**：能听到耳畔拨浪鼓声、铃声。 **看**：能看到20厘米以内的目标。 **头**：卧位时头能稍稍向两侧转动，向上抱起时会短暂抬头。 **发声**:单音如“哎”“啊”等，向其说话和点头时能发出微笑。
3个月	**听力**：能准确地将头转向发声处，或转向说话的人。 **看**：能看到桌上放的某样东西。 **头**：俯位时头能抬起来。 **发声**：有时笑出声。 **抓握**：能大把抓住放在手里的东西。
4个月	**看**：能看到体积小一点的东西。 **头**：抱着时，头能转动自如。 **发声**：发出的声音有些像元音和辅音相结合的唇音、鼻音，但很不同于成人的语音。 **抓握**：能伸出双手抓东西，双手同步活动。 **翻身**：能从仰卧姿势转为侧卧姿势。 **人际关系**：能认妈妈。
5个月	**看**：能看移动的东西。 **头**：能随移动的东西自如地转动。 **发声**：可喃喃发长音，或尖叫声。发出单音节咿呀声，如“妈”“母”“哒”“地”。 **抓握**：能单手伸出去熟练地拿起东西，并坚持去够拿不到的东西。 **人际关系**：喜欢和成人闹着玩，对着镜子中的自己微笑。
6个月	**发声**：能反复发同一单音，如“爸、爸”“妈、妈”，能用声音来表示情绪。 **抓握**：能用手大把地抓握小点的东西。 **翻身**：能从仰卧姿势转为俯卧姿势，或卧位转为仰卧。能独自坐一会儿。 **爬**：俯卧位时手、脚有划行动作或试探性蹬腿，但腹部尚不能离床面。 **站立**：扶着可站立。 **寻找**：头、眼能协调运动以寻找掉下的东西。
8个月	**听**：叫其名字时能很快地寻找声源。 **发声**：能发出4种不同的音，如“哒”“咯”“哎”“啊”等，乐于模仿声音。 **抓握**：能很准确地用拇指、食指抓起东西，还能笨拙地捏起小点的东西。 **手**：能把手指放进很小的洞口里。 **爬**：俯卧位可自如向前爬行。 **站立**：能扶着东西站一会儿，并有向前跨步的试探性动作。

续表

年龄	基本技能水平
10个月	**看**：能看书上的画。 **手**：能很有目的地把东西放在某一地方，如把玩具放进玩具盒里等。 **爬行**：能以手、脚支撑躯体向前爬，有时向后爬。 **走**：能扶着东西向前迈几步。 **反应**：如问："灯在哪儿？"会抬头看灯，以及对其他问题的相应反应，如招手再见等。 **模仿**：能模仿成人用勺在碗中搅，也能模仿成人乱涂画。
12个月	**发声**：能准确地叫出"爸爸""妈妈"；会模仿成人说词，如"宝宝""玩""看看"等。 **手**：能拍手玩，对击两块积木，会翻书页，试着用杯饮水或用勺向嘴送饭。 **站、走**：能独自站一会儿，试走1～2步或几步。 **滚**：能从仰卧姿势翻身爬起来。
15个月	**语言**：能说出两个词，如"吃饭""上班"等。 **手**：能将积木往高搭，一般只能搭两三块，会自发地拿笔乱涂画。 **运动**：能将球举过肩扔出去，能倒退着走几步。 **认识物件**：知道自己的鞋子、衣服及玩具在什么地方。
1岁半	**语言**：能叫出常用物件的名称，如"笔""表"和"梳子"等。 **运动**：走路稳、熟练，在成人帮助下能上下楼梯。
2岁	**语言**：能说出自己身体各部位名称，如手、脚、嘴、头等。会说简单句，如"妈妈，喝水"。 **运动**：会双脚跳一下，能独脚站一会儿。 **协调**：会用手一页页地翻着书看，手眼协调，自己用勺从碗中取食。
2岁半	**语言**：会说出自己的姓名，知道自己是男孩、女孩等。 **运动**：手，会模仿画圆圈，会折纸，会向上叠加几个积木；脚，能用脚尖走几步，能跑步，会独自上下楼，能向前跳一点。 **方位**：懂得方位词"上""下""前""后"等。 **人际关系**：愿和其他小朋友玩。
3岁	**语言**：会说"我"字；叫他名字时会答应，如"哎"；能模仿成人读数字。 **运动**：能直接从仰卧姿势坐起，再双手向前支撑地面站起来。 **颜色**：能认出红、黄、绿三色。 **形状**：能区分圆形、三角形和方形。 **计数**：能用手指一个个地点数到3。

注：以上是该年龄段健康小儿应达到的最基本的技能水平。如发现婴幼儿在某些方面与发育指标不完全相符或落后，应深入分析原因，不要急于下结论。因为，也可能是该小儿未曾接触相应环境，或未受到这方面技能的训练，不一定就是智能方面的问题。家长应向保健医生咨询并做进一步检查，接受训练教导儿童的方法和调理膳食补充所缺营养素等方面的指导。

Mother & Baby

席雪自然分娩减痛法

席雪 著

图片提供：

北京全景视觉网络科技有限公司

华盖创意图像技术有限公司

达志影像

上海富昱特图像技术有限公司

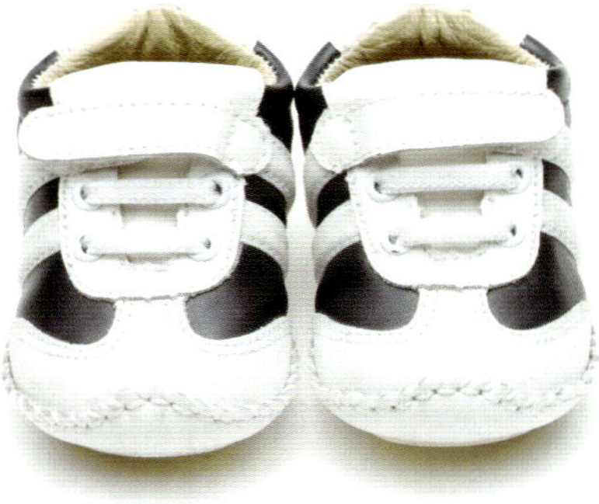